傅国福 傅鹏超 傅超楠 ○编著

对症药酒祛百病

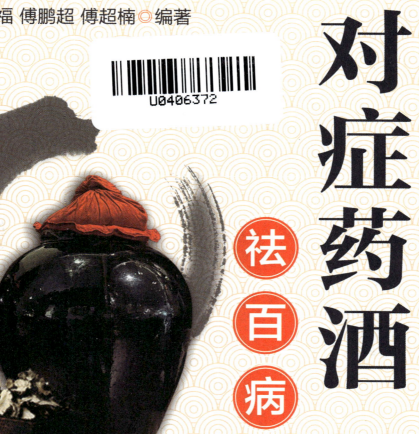
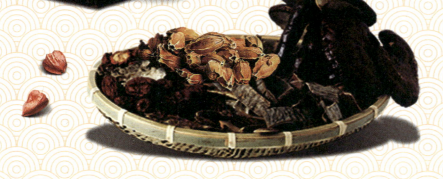

中医古籍出版社
Publishing House of Ancient Chinese Medical Books

图书在版编目（CIP）数据

对症药酒祛百病 / 傅国福，傅鹏超，傅超楠编著. -- 北京：中医古籍出版社，2022.11（2023.6重印）
ISBN 978-7-5152-2585-2

Ⅰ.①对… Ⅱ.①傅… ②傅… ③傅… Ⅲ.①药酒-验方 Ⅳ.①R289.5

中国版本图书馆CIP数据核字(2022)第194709号

对症药酒祛百病

傅国福　傅鹏超　傅超楠　编著

策划编辑：	李　淳
责任编辑：	吴　頔
封面设计：	王青宜
出版发行：	中医古籍出版社
社　　址：	北京市东城区东直门内南小街16号（100700）
电　　话：	010-64089446（总编室）010-64002949（发行部）
网　　址：	www.zhongyiguji.com.cn
印　　刷：	水印书香（唐山）印刷有限公司
开　　本：	710mm×1000mm　1/16
印　　张：	15
字　　数：	220千字
版　　次：	2022年11月第1版　2023年6月第2次印刷
书　　号：	ISBN 978-7-5152-2585-2
定　　价：	68.00元

PREFACE
前 言

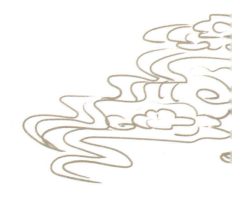

　　药酒，选配适当的中药，经过适当的加工，用度数适宜的黄酒、米酒或白酒为溶媒，浸出其有效成分而制作出的液体。有的是在酿酒的过程中，加入适宜的中药酿制而成。简单来说，药酒就是一种加入中药的酒。不仅疗效好，而且有稳定性好、配制方便、便于储存等多种优势，内服、外用均宜，对急症、久病皆有效，特别是对一些顽疾难症其疗效更为显著，受到历代医家的重视和广大群众的欢迎，被广泛应用于防病治病、养生保健等各个方面，已成为祖国医学的重要组成部分。

　　为了使药酒文化爱好者掌握各种药酒的配制技术，使药酒这种"简、便、廉、验"的养生治病品更好地惠及大众，我们从浩瀚的药酒文献中择其精粹，汇编成册，以飨读者。

　　本书首先扼要介绍了药酒的基础知识，然后详细介绍了补气养血、健脾和胃、养颜嫩肤、祛斑增白、乌须黑发、延年益寿、强筋健骨、安神健脑八类常用的保健药酒名方，以及内科、外科、皮肤科、五官科、男科、妇科等临床各科常见病的惯用药酒验方300余首，每首配方都介绍了来源、原料、制作、功效主治、注意事项五方面的内容，以便按需索用，凡外用药酒都分别在用法中醒目标明，以防误服。书中重点将涉及的药物配以实物照片，图文并茂，使本书更加贴近实用，让读者一看就懂。

全书结构严谨，条理清晰，内容翔实，配方实用，用药精到，可供养生保健爱好者根据实际情况选用药酒参考，也可为医疗、科研、生产单位等研究开发药酒提供参考。

由于编者水平有限，书中不当之处在所难免，敬请广大读者与专家斧正。

编 者

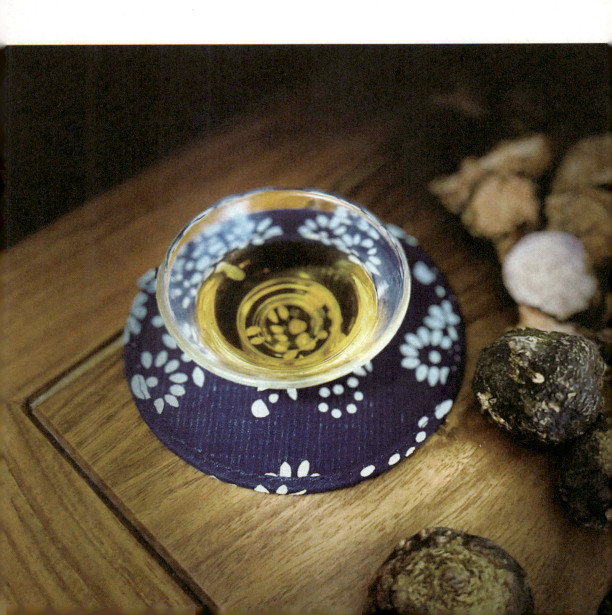

CONTENTS
目 录

第一章

药酒：神奇的健康之友

- 002　源远流长的中华药酒
- 003　药酒制作：正确泡制方法详解
- 009　药酒养生，合宜为佳
- 010　药酒宜忌，因人而异

第二章

常用保健药酒

- 014　补气养血酒
- 032　健脾和胃酒
- 038　养颜嫩肤酒
- 047　祛斑增白酒
- 052　乌须黑发酒
- 059　延年益寿酒
- 076　强筋健骨酒
- 079　安神健脑酒

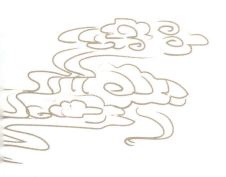

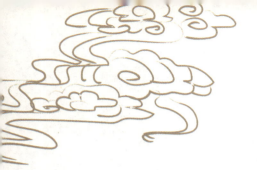

第三章

内科疾病治病药酒

- **088** 感冒
- **092** 咳嗽
- **098** 哮喘
- **102** 消化不良
- **106** 便秘
- **110** 胃痛
- **114** 泄泻
- **118** 腹胀腹痛
- **121** 头痛
- **123** 眩晕
- **126** 失眠健忘
- **129** 面瘫
- **132** 中风
- **134** 坐骨神经痛
- **136** 冠心病
- **139** 风湿性关节炎
- **142** 痿症

第四章

外科疾病治病药酒

146　颈椎病

149　肩周炎

151　腰痛

155　腰椎间盘突出症

157　骨质增生

159　软组织损伤

163　痔疮

166　脉管炎

168　骨质疏松症

170　鹤膝风

第五章

皮肤科疾病治病药酒

174　疣

176　斑秃

179　冻疮

181　压疮

183　丹毒

184　神经性皮炎

186　白癜风

189　银屑病

191　脚气

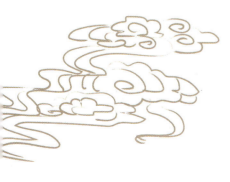

第六章

五官科疾病治病药酒

196　眼疾

199　耳鸣

202　耳聋

205　中耳炎

207　鼻炎

209　咽炎

211　牙痛

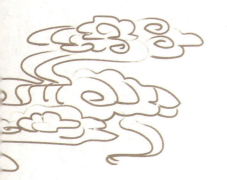

第七章

男科疾病治病药酒

216　性欲减退

218　阳痿

223　遗精

225　男性不育症

第八章

妇科疾病治病药酒

228　月经不调

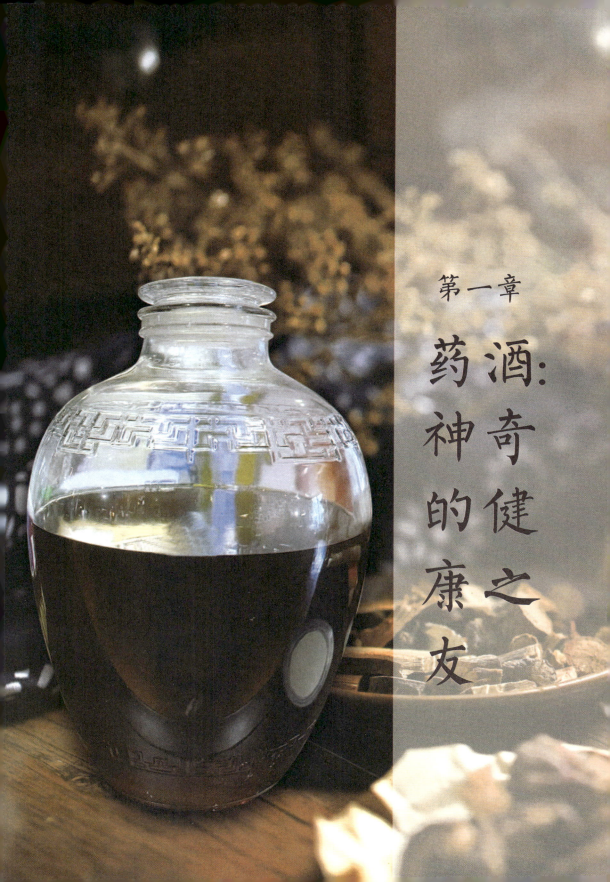

第一章
药酒:奇健之神的康友

源远流长的中华药酒

在古代长期的医疗活动中，饮酒治病比较普遍。到后来，不局限于单纯用酒治病，人们借助其溶媒性，将药物浸泡在酒中，因而发明了酒剂，也就是药酒。剂型是指原料药加工制成适合医疗或预防应用的形式，称药物剂型，简称剂型，它是药物施用于机体前的最后形式。作为中医剂型之一，药酒在中医中药中有广泛的使用，形成了丰富多彩的药酒文化。药酒的制作，是配伍合适的中药，经过必要的加工，用适宜的米酒、白酒或黄酒为溶媒，浸出其有效成分而制成的澄明液体。也有在酿酒过程里，加入适宜的中药酿制而成的。

在甲骨文中，发现了一种"鬯其酒"，鬯是指一种祭祀用的香酒，"鬯其酒"可能是指一种色美味香的药酒，可用于祭礼也可用于医疗，是目前所知最早见载于文献的药酒。

先秦时期，中医药学的发展达到了一个可观的高度，出现了我国现存最早的中医典籍《黄帝内经》，这本著作不仅记载有药酒方剂，还对酒与防病治病的关系进行了专题论述。

到汉代，酒和药酒的食用逐渐普遍。《汉书·食货志》称酒为"百药之长"，药酒逐渐成为中药剂型的重要组成部分，应用的针对性和作用效果得到进一步提高。

至魏晋南北朝，北魏贾思勰的《齐民要术》对药酒的酿造方法，特别是对浸药专用酒的制作，从曲的选择到酿造步骤都做了较为详细的说明，提出了用热浸制备药酒的新方法。

在隋唐时期，药酒得到极大的发展和广泛的应用。孙思邈的《备急千金要方》累计收录药酒方80多首，涉及养生、预防和各科疾病治疗等多个方面，有治疗癫痫的地黄门冬酒，治疗头面风的鸱头酒，治疗虚劳不足的五加酒，更有《备急千金要方·酒醴》对药酒的专篇论述，总结了药酒的种类、制备和应用。

宋元时期药酒的酿制和应用进入理论总结的阶段，药酒酿制的工艺不断进步发展。如《太平圣惠方·药酒序》认为"夫酒者，谷蘖之精，和养肾气，性惟慓悍，功甚变通，能宣利胃肠，善导引药势"。

明代医学家整理继承前人经验，又创制出许多新的药酒，如《普济方》、方贤的《奇效良方》等。

至清代，药酒又有新发展，除了用于治疗疾病之外，最大的特点就是养生保健药酒极为盛行，尤其是宫廷补益药酒空前兴旺发达，如乾隆帝经常饮用的松龄太平春酒。

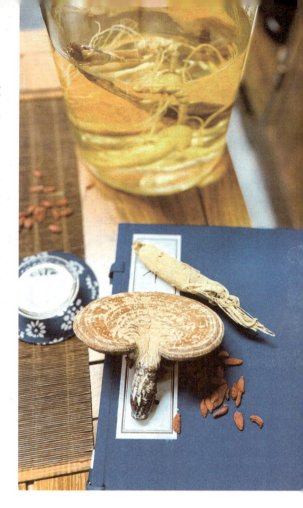

药酒的发展伴随着中医药理论的发展和完善，亦如汤剂、丸剂一样是中医药物剂型的一种，其制备和应用，也应遵守中医的理法方药体系和辨证论治的原则。药酒也是药物，不同的药物配伍适应不同的病症，也有寒热温凉的偏性，不可滥服，当"有是病用是方"，中病即止。

药酒制作：正确泡制方法详解

泡制药酒，是决定药酒最后成品的质量好坏的重要环节，从酒基挑选、药材准备到具体制作每一个步骤都需要精准到位。

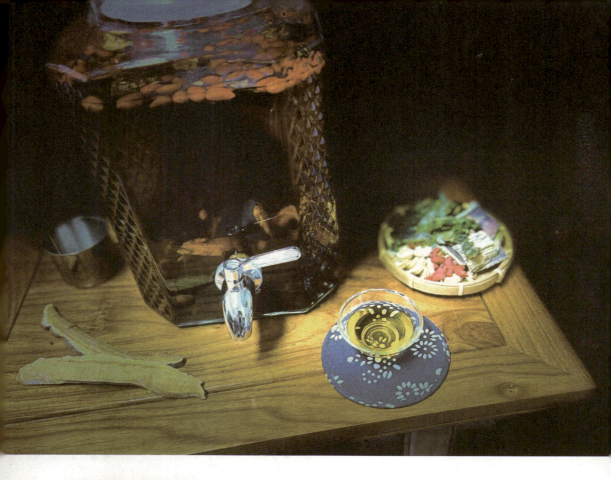

酒的选择

药酒的酒精度根据选用的酒种不同而有高有低,一般情况下,酒的度数越高,浸出的效果就越好。部分外用药酒,还可以用医用酒精来配制。在制作药酒时,选择何种类的酒作为溶媒是炮制药酒的头道步骤。

白酒

白酒可活血通经、助药力、增进食欲、消除疲劳等,以白酒做酒基泡制养生酒,可以改变药性、增强血液循环、补养机体。

现今,大多数药酒以白酒作为溶媒,这是因为白酒酒精浓度较高,容易将药材中的有效成分析出。好的白酒应是无色透明,不混浊,无沉淀物,气味芳香,口味甘醇浓烈。

黄酒

黄酒是以谷物等粮食为原料的酿造酒。黄酒性温,味甘、苦、辛,气味芳香具有散寒祛风、活血通络的作用，是很重要的"药引子"。

黄酒的质量要求为色黄褐而透明，气味浓郁醇厚，口感柔和爽口，以选用酒精浓度为15%的黄酒为宜。

米酒

早在唐代，我国第一部官修的药典《新修本草》就指出："诸酒醇醨不同，唯米酒入药。"明代医家李时珍《本草纲目》中将米酒列入药酒之首。李时珍云："米酒大热，通血脉，厚肠胃，润皮肤，散湿气，休忧发怒，宣言畅意。热饮之甚良。"

米酒是糯米或者大米经过发酵后的产物，具有行气、和血、醒神、祛风除湿、壮筋骨等多种保健功能，酒精浓度为35%的米酒是泡养生酒的最好原料。

中药材的选用和加工

配制药酒时，要按照其用途和功效，选用适当的中药，特别注意同名但不同种药材，或同一药材不同使用部位或不同加工炮制的功能差异。如牛膝有怀牛膝和川牛膝的不同，怀牛膝产于河南，含有大量钾盐和皂苷，功能以补肝肾，强筋骨为主；川牛膝则产于四川，不含皂苷成分，临床应用以活血化瘀、引血下行为主，两者有较大区别。另如，地黄有生、熟之分，生地黄擅长清热凉血养阴，而熟地黄偏于养血滋阴补肾；当归用须活血，用身则补血；小麦分淮小麦和浮小麦，前者安神，后者敛汗；黄芪用于固表、利水、托疮等时应生用，用于健脾补中气时应炙用。凡此种种，选用均应加以注意。

选择好药材之后，在制作药酒之前，还应进行适当加工处理，如洗净泥沙、拣去杂质、切片轧粉、装袋包扎等。此外，有些药材还要进行炮制加工，以减轻毒性，使之适于用来制作药酒。早在唐代，孙思邈就在《千金要方》中指出："凡合药酒，皆薄切药。"一般说，用

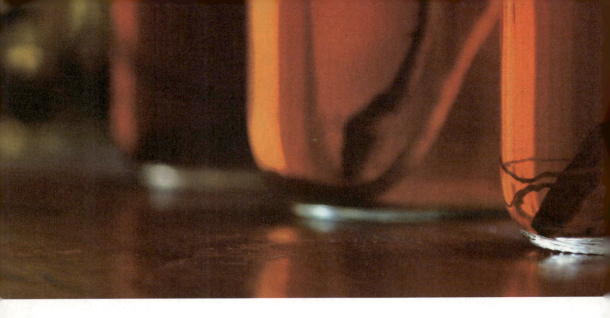

来浸泡药酒的中药都应或切成薄片、碎片，或轧成粗末、小块，有的矿石类及介壳类药还需碾成细粉状，这样做的目的是扩大药物与酒液的接触面，有利于中药有效成分的扩散、溶解和析出。但也要注意碾末不宜太细，过细则破坏药物的细胞，可使细胞内一些黏液质或不溶物质进入酒液，不但不利于有效成分的扩散、溶解，还会使药酒混浊。有的药物带有毒性，如附子、半夏等，使用之前应进行必要的炮制加工。

药酒的制作方法

我国已经有上千年药酒制备的历史，方法由简到繁，多种多样，各有所长。综合历代医家制作药酒的方法，主要有冷浸法、热浸法、渗漉法、酿造法等。

冷浸法

冷浸法最为简单，尤其适合家庭配制药酒。将药材洗净、晾干、切碎，以便药材与酒的接触面扩大，使药物有效成分溶出。将药材用纱布包裹或散放入干净的瓶罐中，然后加入15～30倍白酒（65度为佳）浸泡，滋补类药酒可选择黄酒或低度白酒。一般浸泡1个月，最短不能少于半个月。容器一定要密封，置阴凉干燥处存放。如不能饮用白酒，可

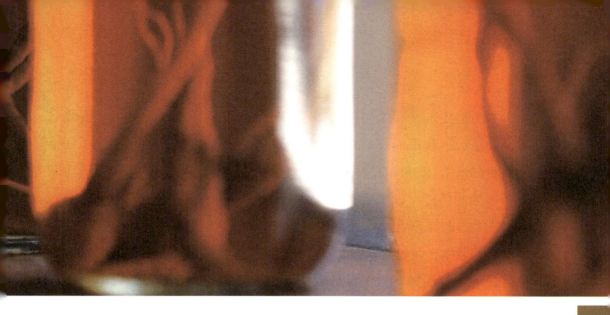

选用低度米酒、葡萄酒或其他果酒浸泡。

热浸法

将药物轧粗末，或切薄片，放进酒器内，加入适量的酒，密封瓶口，然后隔水蒸煮至沸，取出候冷，放置于阴凉处，继续浸泡至规定时间，滤取上清酒液，药渣则压榨后取液过滤，两液合并，经澄清后，装瓶慢慢饮用。还有一种方法也属于热浸法，即将药物放陶器（如砂锅）中，加入适量酒，用厚纸将酒器口封固，浸泡数小时后，文火慢煮至沸，取下候凉，静置2～3日，滤取上清酒液，药渣压榨取汁，过滤澄清，两液合并，装瓶备用。

渗漉法

渗漉法适用于大量药酒的制作，需要一定的设备。渗漉法使用的工具称渗漉筒，是一种呈上宽下窄，上面敞口，下面有水龙头开关控制的渗出小口的筒式或缸式装置。将药材碎断或磨成粗末，用白酒将药材湿润膨胀后，装入渗漉筒。利用渗漉筒能使植物组织细胞内外的有效成分保持较大的浓度差，促使药材中有效成分扩散到酒中的速度加快。当渗漉出的酒液达到所需药酒量的80%～85%左右时，停止渗漉，取药渣进行压榨取液，与渗漉液合并，澄清过滤后，装瓶密封备用。

酿造法

本法是用米、酒曲和药物，通过直接发酵的方法酿取成酒。古代常用此法，近代民间还有应用。其方法：根据处方取用适量的米（糯米或黄黏米）、酒曲和药材。先将药材捡洗干净，打成粗粉状；米淘洗干净；酒曲粉碎。以水浸米，令膨胀，然后蒸煮成干粥状，待冷却至30℃左右，加入药粉和酒曲，搅拌均匀，置陶器内发酵。发酵时应保持适当的温度，如温度升得太高，可适当搅拌以降温。经过7～14天，发酵完成，经压榨、澄清，滤取酒液。将滤取的酒液装瓶，再隔水加热至75℃～80℃，以杀灭酵母菌及其他杂菌，保证药酒质量并便于贮存。另一种方法是先煎煮中药，取药汁与米搅拌同蒸煮，然后加入酒曲发酵成酒。用酿造法制作出的药酒，酒精度较低，适于不会饮酒者。

制作药酒时，为了缓和药性，调和口味，便于服用，还常会使用一些调味剂或着色剂，常用的如红糖、冰糖、白砂糖、蜂蜜等。

药酒的储藏

配制药酒时，在准备工作阶段，除了购买药材外，还要选择合适的制酒用的器皿。选用合适的酒器对浸制药酒，保证制酒质量以及贮藏药酒都十分重要。制酒容器应以陶瓷制品或玻璃制品为宜，而不宜使用铝合金、锡合金或铁器等金属制品。使用的酒器应有盖，以防止酒的挥发和灰尘等的污染。陶瓷容器具有防潮、防燥、避光、保气，以及不易与药物发生化学反应等优点，而且外形古朴美观，具有文化特色，但在防渗透方面要比玻璃制品差。玻璃酒器经济价廉，容易获得，是家庭自制药酒常用的容器。但玻璃有吸收热的特点，且透明透光，容易造成药酒中有效成分的不稳定，影响储藏。一般应选用深色玻璃酒器为佳。药酒制作完成后，应及时装瓶或盛坛，酒器上口要密封，勿使酒气外泄，防止空气与药酒接触，以免药物氧化和污染。封好瓶口的药酒应放置在阴凉干燥和避光的地方。服用时，随饮随倒，倒后立即将瓶口或坛口封闭。

此外，如果配制的是外用药酒，还要注意应做好标记，放置到安全合适的地方，以免被误作内服药酒饮用。

药酒养生，合宜为佳

辨证应用

药酒随药物的不同而具有不同的性能，进补者有补血、滋阴、温阳、益气的不同，治疗者有化痰、燥湿、理气、活血、消积的区别，因而不可一概用之。虚者宜补，血瘀者宜通，有寒者宜温，有热者宜清。况且，每一种药酒，都有适应范围，不能见药酒就饮。即使是补性药酒也不宜多服，如脾胃虚弱的人过服含人参的补酒，可造成胸腹胀闷、不思饮食；如阴虚的人过服含鹿茸的补酒则可引起发热、烦躁，甚至出现鼻衄（鼻出血）等症状。因此，要根据病情选用药酒，合宜而用。

限量服用

药酒的最佳服用量在一汤匙左右，即15～20毫升，不要过量饮用，一般不得超过100毫升。同时，也不应长期持续饮用药酒。通常一个疗程为3个月，喝了1个疗程之后可暂停一个时期，之后，再视具体情况决定是否继续饮用。年老体弱者，因新陈代谢功能相对缓慢，饮用药酒也应当减量，不宜多饮。

因人而异

滋补类保健药酒一般用于气血亏、肝肾阴虚、脾气虚弱、神经衰弱的人群。如阳热体质的人慎服热性药酒，阴寒体质不适宜用凉性的药酒。选用药酒应根据自己的体质决定，最好事先与医生沟通，了解自己的体质，便于对症饮用药酒。凡服用药酒或饮用酒，要根据人的耐受力，要合理、适宜地服用，不可多饮滥服，以免引起头晕、呕吐、心悸等不良反应。

因时而异

自然界有一年四时的阴阳变化，春季阳气生，夏季阳气盛，秋季阳气始衰而阴气生，冬季阴气隆盛，故《黄帝内经》说："春夏养阳，秋冬养阴。"例如，初春阳气引发，辛甘之品可发散以助春阳，温服利于护阳。但大辛、大热之人参、鹿茸、附子之类，则非春季养生所宜，冬季用药要遵循"秋冬养阴""无扰乎阳"的原则。

一般来讲，冬令进补为人们所共知。如唐代孙思邈《备急千金要方》曰："凡合药酒皆薄切药，以绢袋盛药，内酒中，密封头。春夏四五日，秋冬七八日，皆以味足为度，去滓服，酒尽后，其滓捣，酒服方寸匕，日三；大法：冬宜服酒，至立春宜停。"古法虽如此说，现在只要辨证明确，参以四时，四季均可饮用。

药酒宜忌，因人而异

药酒不是万能疗法，既有它的适用范围，也有它禁忌的一面。不同的药酒是用不同药物制作而成，不论是用以治疗还是用以健身，都应与饮服者的自身需要情况相符合。药酒饮用得当，可以祛病延年；不按身体禀赋和实际需要，随意服用，往往会造成"虚虚实实"之虞。掌握药酒用法与禁忌方可获事半功倍之效。

首先，对酒有禁忌者不能服用，如酒精过敏者；患慢性肾炎、慢性肾功能不全、慢性结肠炎和肝炎、肝硬化、消化系统溃疡、浸润性或空洞型肺结核、癫痫、心脏功能不全、高血压等患者，禁饮酒，即使药酒也是不适宜的，以免加重病情。

其次，儿童、妊娠和哺乳期妇女不适合服用。

再次，如遇有感冒、发热、呕吐、腹泻等病症的人，要选用适当药酒，不宜饮用滋补类药酒。

最后，外用药酒，不能内服。如我国民间有端午节用雄黄酒灭五毒和饮雄黄酒的习俗。其实，雄黄酒只宜外用杀虫，不宜内服。

因此，有节制地饮酒、注意饮用酒和药酒的各种禁忌则尤为重要。

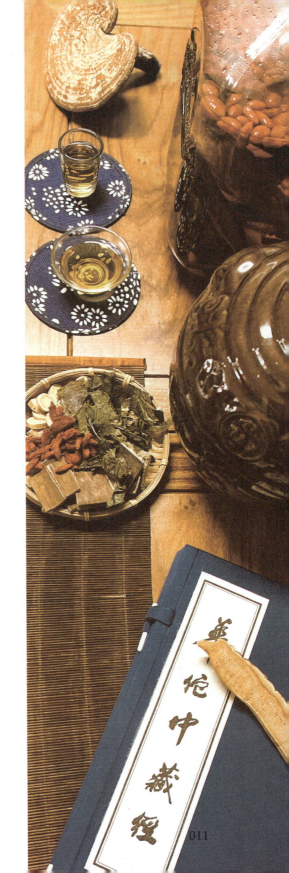

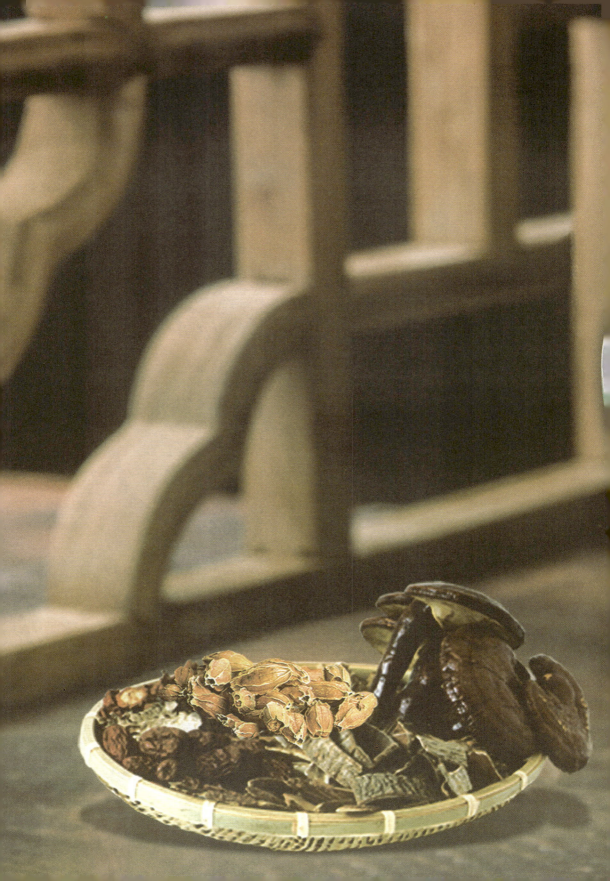

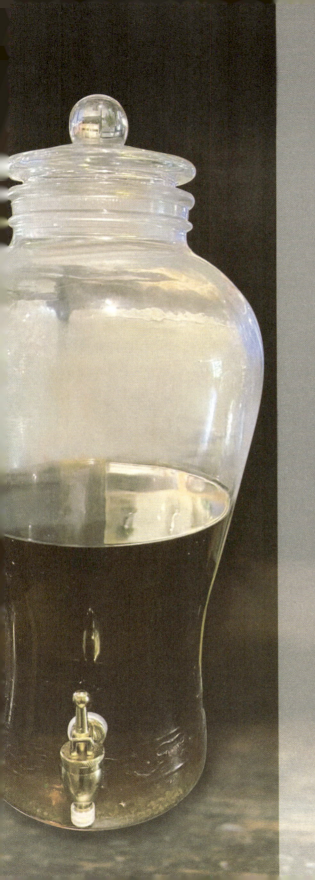

第二章

常用保健药酒

补气养血酒

六神酒

——《偏方大全》

配方组成

生地黄150克

枸杞子150克

麦冬80克

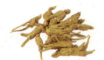
人参50克

杏仁80克

茯苓60克

白酒1.5升

制法

先将人参、茯苓研成细末，过细箩后备用。再将麦冬、杏仁、生地黄、枸杞子捣碎，置砂锅中，加水2.5升，煎取1升。然后将药液与白酒混匀，置瓷坛中煮至约2升，待冷后入净器中，并加入人参、茯苓细末，密封，7日后静置澄明，即可饮用。

用法

每日2次，每次10～20毫升，早晚空腹温饮。

功效应用

补肝肾，健脾胃，填精髓，益气血。用于因精损气虚引起的腰膝软弱，遗精，面容憔悴，肌肤不泽，神倦食少，大便秘结等症。

人参酒

——《本草纲目》

配方组成

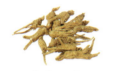
人参30克

白酒1.2升

制法

用白纱布缝一个和人参大小差不多的袋子，把人参装入，缝口，放入酒中浸泡15天；将装人参的白纱袋和白酒放进砂锅中，微火上煮，将酒煮至500～700毫升时，取酒装入瓶中。密封，存放。

用法

口服。每日1次，每次10～30毫升，上午服用为佳。

功效应用

大补元气，健脾益肺，生津止渴，安神益智。改善虚劳，气短，四肢乏力，食欲缺乏，面色萎黄，自汗，喜暖畏冷等症状。

使用宜忌

实证及热证忌服，阴虚者慎服。忌食萝卜、莱菔子、生葱、大蒜、藜芦等。

女贞子酒

——《医便》

配方组成

女贞子15升

糯米30升

制法

左药拌匀蒸熟，以酒曲造成酒。或改为冷浸法，即以适量女贞子加酒浸泡7日后使用。

用法

适量饮服。

功效应用

滋补肝肾，明目乌须，延年益寿。用于肝肾阴虚，头晕耳鸣，须发早白，视物不明等症。

生脉益气酒

——《内外伤辨惑论》

配方组成

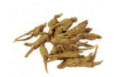
人参18克

麦冬50克

五味子30克

白酒1.5升

● 制法

麦冬去心，3味药物洗涤后，浸入白酒中，密封2周许，可开启使用。

● 用法

每日1次，每次10~20毫升，清晨饮用佳。

● 功效应用

补气敛汗，养阴生津。用于暑热伤气、汗出淋漓、身体乏倦，以及久嗽虚喘、痰少气短、口常渴、脉虚数。

使用宜忌

此方原名生脉散，本为暑热伤气伤津而设。随着临床实践的不断发展，许多急、慢性病凡阴分不足、心肺两虚、久咳气虚，或热盛伤津以及心脉不足等症，都可酌用。本酒能强心，改善血液循环，还能升高血压。有不少资料证明，此酒还可以治疗慢性心肌炎，改善心律失常，提高心肌收缩功能，并可改善神经、消化、内分泌系统的功能，尤其是可治疗神经衰弱，改善失眠。

玉灵酒

——《随息居饮食谱》

配方组成

龙眼肉100克

西洋参50克

白糖200克

白酒1升

制法

将药洗净，连糖一起浸入酒中，密封，浸泡3周后，即可开启饮用。

用法

每日1次，每次10～30毫升，临睡前饮用。

功效应用

益气补血。用于老年体虚，心慌气短，失眠多梦，气短喘息，疲倦无力，自汗盗汗。

参楂酒

——《随息居饮食谱》

配方组成

党参50克

山楂50克

阿胶40克

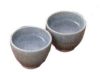
白酒1.5升

制法

左3味，切碎，入酒中，密封存放。30天后启封，即可饮用。

用法

每日1次，每次10～30毫升，临睡前服用最佳。

功效应用

益气补血，清积降脂，减肥。用于气血不足，胃纳欠佳，肥胖，高脂血症。

术苓忍冬酒

——《百病中医药酒疗法》

配方组成

 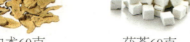

白术60克　　　　茯苓60克

菊花60克　　忍冬叶40克　　白酒1.5升

制法
将前4味共为粗末，入布袋，置容器中，加入白酒，密封，浸泡7日后，开封，再添加冷开水1升，备用。

用法
口服。每次空腹温服20～40毫升，日服2次。

功效应用
健脾燥湿，清热平肝。用于脾虚湿盛，脘腹痞满，心悸，目眩，腰脚沉重等症。

人参首乌酒

——《经验方》

配方组成

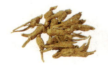

人参30克　何首乌（制）60克　白酒1升

制法
左药切碎共为粗末，装纱布袋中，扎口，置干净容器中，用白酒浸泡。14日后过滤去渣取液，装瓶密闭备用。

用法
口服。每次10毫升，每日2～3次。

功效应用
补气养血，益肾填精。用于眩晕耳鸣，健忘心悸，神疲倦怠，失眠多梦，神经衰弱等症。

人参枸杞酒

——《中国药膳》

配方组成

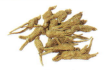
人参20克

枸杞子350克

熟地黄100克

冰糖400克

白酒10升

制法

人参去芦头，用湿布润软后切片；枸杞子除去杂质，装入纱布袋内，扎紧袋口；冰糖放入锅内，加适量清水，用文火烧至冰糖溶化，呈黄色时，趁热用纱布过滤，去渣留汁，将冰糖汁、纱布药袋放入酒内，加盖封口，浸泡10～15天，泡至人参、枸杞子、熟地黄颜色变淡，再用纱布滤去渣，静置澄清即成。

用法

每日1次，每次10～30毫升，临睡前服用最佳。

功效应用

大补元气，安神固脱，滋肝明目。用于劳伤虚损，少食倦怠，惊悸健忘，头痛眩晕，阳痿，腰膝痛等症。

羊羔酒

——《本草纲目》

配方组成

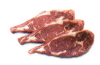
嫩肥羊肉3500克

杏仁500克

木香50克

制法

用米100升，如常浸蒸，羊肉、杏仁加入酒曲700克，同煮烂，连汁拌米，放入木香同酿，勿犯水，10日熟。

用法

适量饮服。

功效应用

大补元气，健脾胃，益腰肾。用于病后衰弱，脾胃虚寒等。

人参地黄酒

——《景岳全书》

配方组成

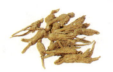
人参15克

熟地黄60克

蜂蜜100克

白酒1升

制法
左药切成薄片，一同置于干净容器中，用白酒浸泡，容器密闭，14日后开封。开封后去药渣，再加蜂蜜，搅拌均匀，静置，过滤，即得。

用法
口服。每次15毫升，每日2次。

功效应用
气血双补，扶羸益智。用于气血不足，面色不华，头晕目眩，神疲气短，心悸失眠，记忆力减退。

地黄枸杞酒

——《成方切用》

配方组成

熟地黄400克

枸杞子200克

沉香5克

制法
左药可用高度烧酒10倍浸之，不必煮，仅浸10日后，服完又用酒3000～3500毫升，浸半月再用。

用法
适量饮服。

功效应用
滋阴养肝，凉血清热。治男女精血不足，营卫不充。

扶衰仙凤酒

——《万病回春》

配方组成

 雌鸡1只

 大枣200克

 生姜20克

 白酒2.5升

用法

口服。每次用时，将鸡、姜、枣和酒，随意食之，每日早、晚各服1次。

制法

将鸡宰杀清洗干净，切成小块，生姜切片，大枣去核。然后将鸡、姜、枣置于瓦坛内，将白酒全部倒入，用泥封固坛口。另用一大铁锅，倒入水，以能浸瓦坛一半为度。将药坛放入锅中，盖上锅盖。置火上，先用武火煮沸，后用文火煮约2小时，即取出药液，放凉水中拔出火毒，药酒即成、备用。

功效应用

补虚，健身，益寿。用于劳伤虚损，瘦怯无力，中风湿痹，骨中疼痛，阳虚咳喘，肾虚耳聋，妇女月经不调，赤白带下。

使用宜忌

鸡肉多食能生热动风，凡有实邪，邪毒未清均不宜服食。

归圆仙酒

——《成方切用》

配方组成

 当归50克

 龙眼肉50克

 白酒300毫升

制法

将前2味置容器中，加入白酒，密封，浸泡7天后即可取用。

用法

口服。不拘时，徐徐饮之。

功效应用

养血活血。用于血虚诸症。

胡芦巴酒

——《太平圣惠方》

配方组成

胡芦巴60克

小茴香20克

补骨脂60克

白酒1升

制法

将左药加工粉碎，用细纱布袋盛，扎紧口备用；将白酒倒入净瓶中，放入药袋内，加盖密封，置阴凉处；每日摇动数下，经7日后开封，去掉药袋，静置澄明即成。

用法

每日早、晚各1次，每次空腹饮服10～20毫升。

功效应用

气补肾温阳。用于腰腿疼痛，行走无力，阳痿等症。

使用宜忌

阴虚火旺者忌服。

参桂酒

——《民间百病良方》

配方组成

人参15克

肉桂3克

低度白酒1升

制法

将前2味置容器中，加入白酒，密封，浸泡7天后即可取用。酒尽添酒，味薄即止。

用法

口服。每次服30～50毫升，每日早、晚各服1次。

功效应用

补气益虚，温经通脉。用于中气不足，手足麻木，面黄肌瘦，精神萎靡等症。

乌鸡参归酒
——《民间百病良方》

配方组成

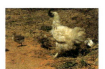
嫩乌鸡1只

党参60克

当归60克

白酒1升

制法
将乌鸡褪毛，去肠杂等；再将参归洗净，切碎，纳入鸡腔内，用白酒和水1升，煎煮鸡和参归，约煮至半，取出鸡，贮药酒备用。

用法
口服。每次服50～100毫升，兼食鸡肉，每日早、晚各服1次。

功效应用
补虚养身。用于虚劳体弱羸瘦，气短乏力，脾肺俱虚，精神倦怠等症。

西洋参酒
——《成药全书》

配方组成

西洋参50克

白酒1升

制法
西洋参粉碎，或用白酒浸润透切薄片，用白酒浸泡西洋参，10日后即可饮用。

用法
口服。每次15毫升，每日1～2次。

功效应用
补肺阴，清虚火，生精液，除烦倦，养血益气。用于气阴不足，咽干口燥，肺虚久咳，虚热疲倦。

当归补血酒

——《内外伤辨惑论》

配方组成

当归30克

黄芪150克

白酒1升

制法

左药粉碎成粗粉，纱布袋装，扎口，用白酒浸泡，14日后取出药袋，压榨取液。将榨得的药液与药酒混合，静置后过滤即可。

功效应用

补气生血。用于气血虚弱，头晕目眩，倦怠乏力，面色萎黄，也可用于白细胞减少症、血小板减少性紫癜、子宫发育不良性闭经。

用法

口服。每次20毫升，每日2次。

使用宜忌

阴虚发热者忌用。

何首乌酒

——《中国古代养生长寿秘法》

配方组成

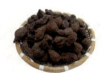
何首乌30～60克

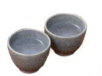
白酒1升

制法

左药制成碎块，装入纱布袋；将纱布袋放入玻璃容器里，加入白酒浸泡，密封保存3日后即可饮用。

用法

每日1～2次。

功效应用

补肝肾，益精血。用于阴虚血枯，须发早白，筋骨不健及失眠。

使用宜忌

少数人服用何首乌可出现肝损害、皮肤过敏、眼部色素沉着、腹痛、泄泻等症状，应立即停用。

双参酒

——《药酒汇编》

配方组成

党参40克　　人参10克　　白酒500毫升

制法

将前2味切成小段（或不切），置容器中，加入白酒，密封，浸泡7天后，即可服用。

用法

口服。每次空腹服10～15毫升，每日早、晚各服1次。

功效应用

健脾益气。用于脾胃虚弱，食欲不振，体倦乏力，肺虚气喘，血虚萎黄，津液不足等症。可用于治疗慢性贫血、白血病、佝偻病等，年老体虚者可经常服用。

使用宜忌

党参应选用老条党参为好。本方去人参，名党参酒，但疗效不如本方优。

菊杞调元酒

——《药酒验方选》

配方组成

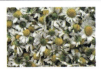

菊花90克　　枸杞子90克

巴戟天90克　　肉苁蓉90克　　酒2升

制法

左四味，捣为粗末，用布袋盛，置于净器中，用酒浸之，封口，经7日后，再添冷开水1.5升。

用法

每日早、晚各1次，空腹温饮。

功效应用

治疗筋骨痛，下元虚冷。

补精益志酒

——《百病中医药酒疗法》

配方组成

熟地黄120克　当归150克　川芎45克　杜仲45克　茯苓45克

甘草30克　金樱子30克　淫羊藿30克　石斛90克　白酒1.5升

制法

将前9味共研为粗末，入布袋，置容器中，加入白酒，密封，浸泡7～14天后即可取用。

用法

口服。每次空腹服1～2杯（约30～50毫升），每日早、晚各服1次。

功效应用

益肾活血，补精养老。用于虚劳损伤，精血不足，形体消瘦，面色苍老，饮食减少，肾虚阳痿，腰膝酸软等症。

参杞补酒

——《经验方》

配方组成

人参15克　枸杞子50克　熟地黄50克　白酒1升

用法

口服。每次20毫升，每日2次。

功效应用

补气养血。用于气血不足，腰膝酸软，四肢无力，或视物模糊，头晕目眩。

制法

左药粉碎成粗粉，纱布袋装，扎口，用白酒浸泡。7日后取出药袋，压榨取液，将榨得的药汁与原药酒混合，静置、过滤后即可服用。

十全大补酒

——《太平惠民和剂局方》

配方组成

 当归60克   川芎60克   熟地黄60克   白芍60克   党参60克

 白术60克   茯苓60克   黄芪60克   甘草30克   肉桂30克

制法

上述诸药共为粗末,纱布袋装,扎口,置酒坛中,加白酒3升浸泡,密封容器。14日后开封,取出纱布袋,压榨取汁,将榨得的药液与药酒混合。

用法

口服。每次服15～30毫升,日服2次。

功效应用

温补气血。用于气血两虚,面色苍白,气短心悸,头晕自汗,体倦乏力,四肢不温,月经量多等症。

地胡酒

——《食医心鉴》

配方组成

 熟地黄250克   胡麻仁100克   薏苡仁30克   白酒1.5升

用法

口服,每次15毫升,每日早、晚各1次。

功效应用

养阴血,补肝肾,通血脉,祛风湿,强筋骨。用于精血亏损、肝肾不足之腰膝软弱、筋脉拘挛、屈伸不利等症。

制法

将胡麻仁蒸熟捣烂,薏苡仁捣碎,熟地黄切碎,共入布袋,置容器中,加酒后密封,放在阴凉处,浸泡15天后,开封,去掉药袋,沥干,再用细纱布过滤一遍,贮瓶备用。

百益长春酒

——《中国医学大辞典》

配方组成

党参90克　生地黄90克　茯苓90克　白术60克　白芍60克　当归60克

红曲60克　川芎30克　桂花500克　龙眼肉240克　高粱酒1.5升　冰糖1.5千克

制法

将前10味共研为粗末，入布袋，置容器中，加入高粱酒，密封，浸泡5～7天后，滤取澄清酒液，加入冰糖，溶化即成。

用法

口服。每次服25～50毫升，日服2～3次，或视酒量大小适量饮用。

功效应用

健脾益气，益精血，通经络。用于虚损劳伤，筋骨疼痛或半身不遂或左瘫右痪皆由气血两亏、营卫失常所致者，久服此酒则气血充足，百体受益，长春可保。

人参姜蜜酒

——《浙江中医杂志》

配方组成

人参80克　生姜80克　蜂蜜100克　米酒1.8升

制法

将整支人参和生姜片浸入酒中，并倒入蜂蜜，3周后即可饮用，2月后味减，原料不必取出可连续泡制。

用法

适量饮服。

功效应用

大补养身。

参味强身酒

——《江西民间方》

配方组成

 红参15克

 五味子15克

 白芍30克

 熟地黄30克

 川芎20克

 白酒1升

功效应用

益气养血,强身健脑。用于气血不足,面乏华色,头晕目眩,健忘不寐,心悸气短,自汗恶风。

制法

诸药粉碎成粗末,纱布袋装,扎口,用白酒浸泡。14日后取出药袋,压榨取液。将榨取的药液与药酒混合,静置、过滤后即可服用。

用法

口服。每次15～20毫升,每日2次。

使用宜忌

感冒期间停服。

人参北芪酒

——《辽宁省药品标准》

配方组成

 鲜人参2支

 生晒参9克

 黄芪50克

功效应用

补气强身。用于气虚乏力,心悸气短,自汗健忘,纳少便溏,舌淡脉虚者。

使用宜忌

阴虚火旺者慎用。

制法

生晒参切片,浸于5倍量白酒中15天,然后过滤取液备用。黄芪加水煎煮2次,合并煎液,过滤后浓缩至100毫升。将人参浸渍液、黄芪浓缩液及适量白酒混匀,静置7天,取滤液,加白酒至1升,放入洗刷干净、芦体完整的鲜人参,密封容器,15天后启封饮用。

用法

口服。每日2次,每次20毫升。

参萸酒

——《经验方》

配方组成

 党参50克
 山茱萸45克
 山药45克
 五味子20克
 茯苓40克
 益智仁24克
 补骨脂50克
 川芎24克
 菊花20克
 大枣50枚
 白酒1升

制法

上药洗净，共研粗末，装入纱布袋中，扎口，浸入酒中，30天后，过滤，去渣备用。

用法

每日1次，每次5～10毫升。

功效应用

养血安神。用于头晕耳鸣，目无所见，夜寐不安，多梦纷纷，记忆力减退，神经衰弱。

人参茯苓酒

——《药酒验方选》

配方组成

 人参30克
 生地黄30克
 茯苓30克
 白术30克
 白芍30克
 当归30克
 红曲30克
 川芎15克
 龙眼肉120克
 高粱酒2升
 冰糖250克

制法

以上 9 味药，共碎为粗末，白布袋贮置于净器中，用高粱酒浸四五日，去渣加冰糖 250 克即可。

用法

每日适量徐徐饮服。

功效应用

补气血，益脾胃，宽隔进食。用于气血亏损，脾胃虚弱，形体消瘦，面色萎黄。

参芪酒

——《药酒汇编》

配方组成

 黄芪30克　 党参30克　山药20克

 茯苓20克　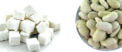 白扁豆20克　 白术20克

 甘草20克　 大枣15枚　 白酒1.5升

制法

将前 8 味共研粗末，入布袋，置容器中，加入白酒，密封，置阴凉干燥处，浸泡 14 天，过滤去渣，贮瓶备用。

用法

口服。每日 2 次，早晚各 15 毫升。

功效应用

温补气血。用于气血不足，虚劳咳嗽，食少遗精，精神倦怠，脚膝无力，妇女崩漏等。

健脾和胃酒

五香酒料
——《清太医院配方》

配方组成

 甘松10克
 白芷10克
 藿香10克
 山柰10克
 青皮10克
 薄荷10克

 檀香10克
 砂仁10克
 丁香10克
 八角茴香10克
 肉桂10克
 菊花10克

  甘草10克
 木香3克
 红曲3克
 小茴香3克
 干姜3克
 白酒1升

◎ 制法
将上药研粗末，纱布口袋装，扎口，用白酒密封浸泡，10日后去药渣，过滤备用。

◎ 用法
口服。每次10～20毫升，每日早、晚各1次。

◎ 功效应用
补醒脾健胃，芳香辟秽。用于脾胃气滞，食欲不振。也可适用于暑月感受风寒等症。

使 用 宜 忌
阴虚火旺者忌服。

参枸杞酒

——《中国民间百病良方》

配方组成

党参25克　　枸杞子25克　　米酒500毫升

功效应用

健脾益气，养肝益胃。用于脾胃气虚，面色萎黄，食欲不振，肢体倦怠，腰酸头晕。

使用宜忌

感冒发热者慎服。

制法

党参拍裂、切片，枸杞子晾干，共置容器中，添加米酒，每日振摇1～2次，密封浸泡7日，去渣留液。

用法

口服。每日3次，每次10毫升。

益气健脾酒

——《太平惠民和剂局方》

配方组成

党参60克　　　白术（炒）40克

茯苓40克　　甘草（炙）20克　　白酒1升

制法

左药粉碎成粗粉，纱布袋装，扎口，用白酒浸泡。7日后取出药袋，压榨取液。将榨得的药液与药酒混合，静置，过滤，即得。

用法

温服。每次20毫升，每日2次。

功效应用

补气健脾。用于脾胃气虚，短气无力，脘腹胀满，不思饮食。

厚朴将军酒

——《备急千金要方》

配方组成

 厚朴（制）30克
 大黄20克
 黄酒500毫升

制法

左药粉碎成粗末，纱布袋装，扎口，用黄酒浸泡3小时后，再以小火煮沸20分钟，待凉后，密封容器。7日后取出药袋，压榨取液。最后将榨得的药液与药酒混合，静置，过滤，即得。

功效应用

消食导滞，行气通便。用于宿食内积，脘腹饱胀，不思饮食，大便秘结。

用法

口服。每次20毫升，每日2～3次。

使用宜忌

孕妇及女性经期忌用。

山楂草果陈皮酒

——《民间验方》

配方组成

 山楂20克
 陈皮15克
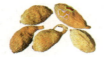 草果10克
 白酒250毫升

制法

将草果、山楂、陈皮切碎，装入纱布袋；将纱布袋放入玻璃容器里，加入白酒浸泡后密封保存，7～10天后即可饮用。

用法

口服。每日2次，每次10毫升。

功效应用

温中健脾，开胃消食。用于消化不良或胃脘闷胀、食欲缺乏等症。

使用宜忌

体内有实热者不宜服用草果。

人参大补酒
——《经验方》

配方组成

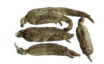
红参15克

黄芪（蜜炙）30克

玉竹30克

白术（炒）10克

茯苓15克

甘草（炙）10克

白酒1升

制法

左药粉碎成粗粉，纱布袋装，扎口，用白酒浸泡。14日后取出药袋，压榨取液。将榨取液与药酒混合，静置，过滤，即得。

用法

口服。每次15毫升，每日2~3次。

功效应用

补气健脾。用于脾胃虚弱，精神疲倦，食欲不振，腹泻便溏。

茯苓酒
——《饮膳正要》

配方组成

茯苓50克

白酒500毫升

功效应用

健脾补虚，养心安神。用于脾虚倦怠，肌肉麻痹，身体衰弱以及失眠，惊悸，健忘等。

制法

将茯苓捣碎，用纱布包好；将捣碎的茯苓放入干净带盖的容器中，加白酒浸泡，密封，30天后即可饮用。

用法

口服。每日2~3次，每次15~30毫升。

使用宜忌

肾虚多尿、津伤口干者慎服。服酒期间，忌食米醋。

第二章 常用保健药酒

红茅药酒

——《全国中药成药处方集》

配方组成

 公丁香6克
 白豆蔻6克
 砂仁10克
 高良姜6克
 零陵香6克

 红豆蔻6克
 白芷10克
 当归30克
 木香2克
 肉豆蔻6克

 陈皮20克
 枸杞子10克
 檀香2克
 草豆蔻6克
 佛手10克
 桂枝6克

 沉香4克
 山药6克
 红曲162克
 烧酒5.2升
 蜂蜜1.56升
 冰糖4.162千克

制法

将上述药物装入布袋，浸于烧酒中，加热，煮数沸，再兑入蜂蜜、冰糖，溶化即成。蜂蜜、冰糖用量可酌情减量。

用法

口服。每次15～30毫升，需烫热饮用。

功效应用

温中散寒，行气和胃。用于寒湿中阻，脾胃气滞，脘腹胀满，痞塞不舒，消化不良，不思饮食。

使用宜忌

血糖过高者慎用。

枳术健脾酒
——《经验方》

配方组成

枳实（炒）20克　　白术30克

麦芽（炒）15克　谷芽（炒）15克　白酒500毫升

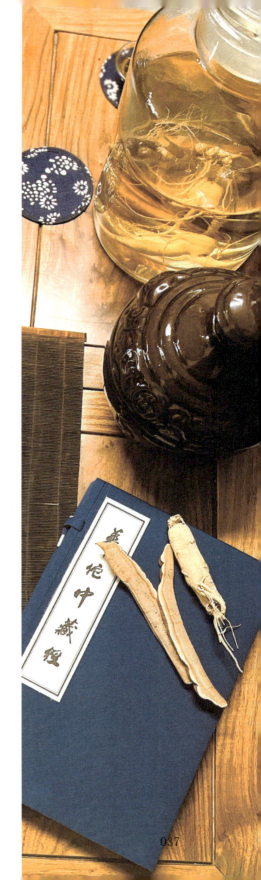

⊙ 制法

上药粉碎成粗粉，纱布袋装，扎口，用白酒浸泡7日。取出药袋后压榨取液，再将榨得的药液与药酒混合，静置，过滤，即得。

⊙ 用法

口服。每次10～15毫升，每日2～3次，饭前空腹服。

⊙ 功效应用

健脾，消痞，化滞。用于脾虚气滞，饮食停聚，心下痞闷，脘腹胀满，不思饮食。

养颜嫩肤酒

苓菊养荣酒 ——《经典药酒保健方选粹》

配方组成

茯苓25克　菊花25克　石菖蒲25克　天冬25克　白术25克　黄精25克

生地黄25克　人参15克　肉桂15克　牛膝15克　白酒500毫升

制法
前10味捣碎，置容器中，添加白酒，每日振摇1～2次，密封浸泡7日，去渣留液。

用法
空腹温饮。每日2次，每次10毫升。

功效应用
滋阴益气补虚。用于诸虚劳损，体弱乏力，容颜憔悴。

使用宜忌
忌食萝卜、莱菔子、生葱、大蒜、藜芦等。

参芪三白酒

——《长寿补酒》

配方组成

 党参30克
 黄芪30克
 山药20克
 茯苓20克
 白扁豆20克
 白术20克
 甘草20克
 大枣15枚
 白酒1.5升

制法

前8味粗碎，置容器中，添加白酒，每日振摇1~2次，密封浸泡14日，去渣留液。

用法

温饮。每日2次，每次10~15毫升。

功效应用

健脾益气养血。用于气虚乏力，不思饮食，面黄肌瘦。

使用宜忌

外感发热者忌服。

桃仁朱砂酒

——《太平圣惠方》

配方组成

 桃仁100克
 朱砂10克
 白酒500毫升

功效应用

活血安神。用于心悸怔忡，面色少华，筋脉挛急疼痛，心绞痛。

制法

桃仁烫浸去皮尖、炒黄、研细，置容器中，添加白酒，密封，煮沸，候冷，加朱砂末搅匀，去渣留液。

用法

温饮。每日2次，每次10~15毫升。

使用宜忌

朱砂有毒，桃仁有小毒。本酒不宜多服、久服，孕妇忌服。勿食羊血。

第二章 常用保健药酒

参术枣姜酒

——《太平惠民和剂局方》

配方组成

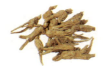
人参30克

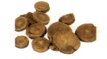
甘草（炙）30克

大枣30克

生姜20克

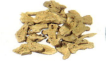
白术（炒）40克

茯苓40克

黄酒1升

制法
前6味捣碎，置容器中，添加黄酒，每日振摇1～2次，密封浸泡5～7日，去渣留液。

用法
空腹温饮。每日2次，每次15～25毫升。

功效应用
健脾益气。用于脾胃虚弱，面色萎黄，四肢乏力，语言低微，食少便溏。

使用宜忌
阴虚火旺者忌服。忌食萝卜、莱菔子、生葱、大蒜、藜芦等。

人参肉桂酒

——《药酒汇编》

配方组成

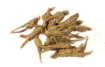
人参15克

肉桂15克

白酒1升

功效应用
益气补虚，温经通脉。用于中气不足，手足麻木，面黄肌瘦，精神萎靡，食欲不振。

制法
前2味切碎，置容器中，添加白酒，每日振摇1～2次，密封浸泡7日，去渣留液。

用法
口服。每日2次，每次15～20毫升。

使用宜忌
阴虚火旺者忌服。忌食萝卜、莱菔子、生葱、大蒜、藜芦等。

天真酒

——《增补万病回春》

配方组成

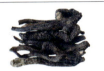 肉苁蓉50克

 山药50克

 当归45克

 天冬24克

 黄芪50克

 人参15克

 白术35克

 白酒1升

制法

天冬去心，与诸药洗净后研粗末，入纱布袋中，扎口，浸入酒中，放火上煎煮，酒一半时，过滤，去渣取液，装瓶备用；另用精细羊肉500克煮成浓汁，备用。

用法

每日清晨，饮酒10～30毫升，然后服羊肉汤约50毫升。

功效应用

生血益气，暖胃驻颜。用于脾胃虚弱，腹胀便溏，饮食不香，胃纳无力，或亡血过多，形槁肢羸，面色萎黄，肢软无力，失眠健忘。

使用宜忌

忌食萝卜、莱菔子、生葱、大蒜、藜芦等。

猪膏姜汁酒

——《备急千金要方》

配方组成

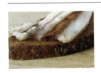

猪脂100克　生姜汁10～20毫升　黄酒500毫升

制法

猪脂切碎，与生姜汁同置容器中，文火煎至减半，加黄酒混匀。

用法

空腹温饮。每日3次，每次20～30毫升。

功效应用

健脾开胃，温中通便。用于体虚气弱，头晕目眩，两胁胀满、疼痛。

第二章　常用保健药酒

参归美容酒

——《药酒汇编》

配方组成

 人参30克
 当归30克
 玉竹30克
 何首乌（制）30克
 黄精30克
 枸杞子30克
 黄酒1.5升

制法
前6味捣碎，置容器中，添加黄酒，每日振摇1～2次，密封浸泡7日，去渣留液。

用法
口服。每日2次，每次10～20毫升。

功效应用
补肾填精，益气养血。用于容颜憔悴，面色少华，身体羸弱，皮肤毛发干燥，甚则须发枯槁。

使用宜忌
玉竹大剂量会损害心脏，不宜过量。少数人服用何首乌可出现肝损害、皮肤过敏、眼部色素沉着、腹痛、泄泻等症状，应立即停用。

当归龙眼酒

——《中国民间百病良方》

配方组成

 当归15克
 龙眼肉15克
 白酒500毫升

制法
前2味粗碎，置容器中，添加白酒，每日振摇1～2次，密封浸泡7日，去渣留液。

用法
每日1次，20～30毫升。

功效应用
养血活血。用于黑色素沉着，皮肤老化，血虚诸证。

黄精苍术酒

——《太平圣惠方》

配方组成

黄精200克　苍术200克　天冬150克

地骨皮150克　松叶300克　米酒5升

使用宜忌

脾胃虚寒泄泻者忌服。

制法

前5味粗碎，置容器中，添加米酒，每日振摇1～2次，密封浸泡7～10日，去渣留液。

用法

口服。每日2次，每次10～20毫升。

功效应用

健脾祛湿，益气养血。用于头晕目眩，体倦乏力，饮食减少，面浮肢肿，须发早白，皮肤干燥，心烦难眠。

四补苁蓉酒

——《圣济总录》

配方组成

柏子仁15克　何首乌15克

肉苁蓉15克　牛膝15克　白酒500毫升

使用宜忌

忌用铁器浸酒。

制法

前4味粗碎，置容器中，添加白酒，每日振摇1～2次，密封浸泡20日，去渣留液。

用法

口服。每日2次，每次10～20毫升。

功效应用

益气养血，补养五脏。用于气血不足，面色少华，心慌气短。

龙眼枸杞酒

——《种福堂公选良方》

配方组成

龙眼肉250克

枸杞子120克

当归30克

菊花30克

白酒3.5升

使用宜忌

身体强壮、内热甚者忌服。

制法

前4味粗碎，置容器中，添加白酒，每日振摇1～2次，密封浸泡30日，去渣留液。

用法

口服。每日2次，每次10～15毫升。

功效应用

补益肝肾，养血润燥。用于肝肾亏虚，精血不足，腰膝酸软，身体羸弱、皮肤粗糙、老化。

三圣参术酒

——《圣济总录》

配方组成

人参20克

山药20克

白术20克

白酒500毫升

使用宜忌

阴虚火旺者忌服。忌食萝卜、莱菔子、生葱、大蒜、藜芦等。

制法

前3味粗碎，置容器中，添加白酒，文火煮百沸，候冷，每日振摇1～2次，密封浸泡3～5日，去渣留液。

用法

空腹温饮。每日3次，每次10毫升。

功效应用

大补元气，健脾和胃。用于久病体虚，脾胃虚弱，面黄肌瘦，气短心悸，倦怠乏力，食欲不振。

葡萄酒

——《养生寿老集》

配方组成

葡萄干100克　　细神曲适量　　糯米500克

功效应用

补脾肾，益气血，驻颜色。适合气血不足、脾肾虚损所致的津液亏损，肌肤粗糙，容颜无华等症者饮用。

使用宜忌

糖尿病、肥胖之人不宜多饮。

制法

将葡萄干与细神曲研为细末，待用；糯米淘洗干净，按常法蒸熟成糯米饭，晾冷，放在容器中，加入细神曲、葡萄干和清水，搅匀，加盖密封，放在有温度的地方，5日后即可取清酒饮用。

用法

不拘时，随量温饮。

橘皮酒

——《民间验方》

配方组成

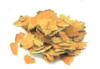

橘皮50克　　白酒200毫升

功效应用

清肺化痰。用于肌肤粗糙，皱纹深多。

使用宜忌

气虚、阴虚燥咳者忌用，吐血者慎用。

制法

橘皮撕碎，置容器中，添加白酒，每日振摇1～2次，密封浸泡7～10日，去渣留液。

用法

外用。每日2次，每次用本酒涂面，过5分钟再用清水洗净。

第二章　常用保健药酒

滋阴补血酒

——《民间验方》

配方组成

当归90克

枸杞子75克

制何首乌50克

大枣50枚

白酒1.5升

制法
前4味粗碎，置容器中，添加白酒，每日振摇1～2次，密封浸泡7～10日，去渣留液。

用法
午饭后口服。每日1次，随量饮用。

功效应用
补益肝肾，滋养精血。用于肝肾亏虚，精血不足，身体羸弱，面色少华，头晕眼花，须发早白，腰膝酸困，肢软乏力。

使用宜忌
脾虚泄泻者忌服。

猪脂玉液酒

——《家庭常用保健食谱集成》

配方组成

生猪脂50克

蜂蜜10～20克

白酒500毫升

功效应用
滋阴润肺生津。用于老年人肺虚久咳，肌肤粗糙，毛发枯萎。

使用宜忌
痰湿内停者慎服。

制法
猪脂切碎，置容器中，加蜂蜜、白酒，文火煮数百沸，待温，去渣留液。

用法
空腹温饮。每日3次，每次20毫升。

祛斑增白酒

杏仁酒

——《太平圣惠方》

配方组成

 杏仁适量

 白酒适量

功效应用

润肤祛斑。用于面色暗黑、粗糙，皮厚状丑，破伤风。

制法

杏仁置容器中，添加白酒，浸至皮脱，捣烂，入布袋。

用法

外用。每日1次，晚上取药袋拭面，5分钟后再用清水洗面。

龙眼当归酒

——《家庭食疗手册》

配方组成

 当归30克

 龙眼肉240克

 白酒1.5升

功效应用

养血安神。用于阴血不足，失眠健忘，心悸怔忡，年老体弱，脑力衰退，皮肤干燥，色素沉着。

制法

前2味捣碎，置容器中，添加白酒，每日振摇1～2次，密封浸泡7日，去渣留液。

用法

口服。每日2次，每次20毫升。

槟榔陈皮露

——《民间验方》

配方组成

槟榔20克

青皮10克

陈皮10克

玫瑰花10克

砂仁5克

白酒1.5升

黄酒1.5升

冰糖适量

制法

前5味研末，置容器中，添加白酒和黄酒，每日振摇1~2次，密封浸泡14日，去渣留液，入冰糖溶解。

用法

口服。每日2次，每次10~15毫升。

功效应用

疏肝解郁，行气活血。用于肝气郁结型黄褐斑。

使用宜忌

孕妇忌服。

槟榔桃花露

——《经典药酒保健方选粹》

配方组成

桃花250克

槟榔30克

白酒500毫升

功效应用

行气活血通络。用于气滞血瘀，面色晦暗，黄褐斑。

使用宜忌

孕妇、乳母忌服。

制法

前2味粗碎，置容器中，添加白酒，每日振摇1~2次，密封浸泡30日，去渣留液。

用法

口服。每日2次，每次20毫升。

地骨商陆酒

——《千金翼方》

配方组成

 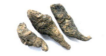

地骨皮500克　　　生地黄100克

干姜100克　商陆（制）100克　泽泻100克

花椒100克　　肉桂100克　　酒曲适量

制法

地骨皮切碎，加水40升，煮至10升，入酒曲末，密封，置阴凉干燥处，常规酿酒，酒熟后去糟留液。后6味研末，置容器中，加上述酿制的酒，埋地下20日后取出，去渣留液。

用法

晨起空腹口服。每日1次，每次30～50毫升。

功效应用

温肾助阳利水。用于皮肤斑痕。

使用宜忌

商陆有毒，须炮制。本酒不宜多服、久服，孕妇忌服。

鸡子美容酒

——《外台秘要》

配方组成

鸡子（鸡蛋）3枚　　白酒500毫升

制法

鸡蛋敲破，置容器中，添加白酒，每日振摇1～2次，密封浸泡28日。

用法

外用。每日2次，用本酒涂面，过5分钟再用清水洗净。

功效应用

养血润肤。用于面色少华，容颜憔悴，黄褐斑。

地黄驻颜酒
——《经典药酒保健方选粹》

配方组成

 柚子5个　　 生地黄40克　　 白芍40克

 当归40克　　 蜂蜜50克　　 白酒4升

制法
前4味粗碎,置容器中,加蜂蜜、白酒混匀,每日振摇1～2次,密封浸泡90日,去渣留液。

用法
口服。每日1次,每次20～30毫升。

功效应用
养血滋阴。用于皮肤色素沉着,面部痤疮,发枯不荣。

使用宜忌
感冒发热者慎服。

制白附子酒
——《民间验方》

配方组成

 白附子(制)20克　　 白酒500毫升

功效应用
祛风解毒散结。用于黄褐斑。

制法
白附子粗碎,置容器中,添加白酒,密封,文火煮沸,去渣留液。

用法
外用。每日2次,每次取酒少许置手上,合掌擦热,然后涂于面部患处,5分钟后用清水洗净。

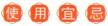 使用宜忌
白附子有毒,须炮制。本酒不宜内服、多用、久用,孕妇忌用。

龙桂三仙酒

——《寿世保元》

配方组成

龙眼肉250克

桂花60克

白砂糖120克

白酒2.5升

使用宜忌

牙龈肿痛、口渴尿黄及目赤咽痛者忌服，阴虚者少服。

制法

前2味粗碎，置容器中，添加白砂糖、白酒，每日振摇1~2次，密封浸泡30日，去渣留液。

用法

口服。每日2次，每次20毫升。

功效应用

健脾养心，益气养血。用于黄褐斑，思虑过度，面色少华，精神萎靡，头痛健忘，记忆力减退；更年期失眠多梦，心悸怔忡。

桃花白芷酒

——《浙江中医杂志》

配方组成

桃花250克

白芷30克

白酒1升

功效应用

活血通络。用于面色晦暗，黄褐斑，妊娠产后面暗，大便干燥甚至秘结。

使用宜忌

孕妇、乳母忌服。

制法

前2味粗碎，置容器中，添加白酒，每日振摇1~2次，密封浸泡30日，去渣留液。

用法

口服。每日2次，每次10~20毫升。同时取酒少许置手上，合掌擦热，再涂面部患处，5分钟后用清水洗净。

乌须黑发酒

补血顺气酒
——《医便》

配方组成

天冬20克　　麦冬20克　　生地黄62克　　熟地黄62克　　人参15克

枸杞子15克　　砂仁5克　　木香3.8克　　沉香2.8克　　白酒3.75升

制法
前9味研末，置容器中，添加白酒，每日振摇1～2次，密封浸泡3日，文火隔水煮至酒色转黑，继续浸泡1～2日，去渣留液。

用法
口服。不拘时候，随量饮用。

功效应用
益气养血，行气活血。用于气血不足，精神不振，乏力气短，面色少华，须发早白，脘满食少。

使用宜忌
忌食萝卜、莱菔子、生葱、大蒜、藜芦等。有热象者，宜去木香，人参减半。

五精酒

——《外台秘要》

配方组成

枸杞子500克

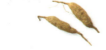
天冬500克

黄精400克

白术400克

松叶600克

酒曲1.2千克

糯米12.5千克

制法

前5味粗碎，置容器中，加清水，文火煮汁10升。糯米加水蒸熟，沥半干，候温，加药汁、酒曲末拌匀，密封，置阴凉干燥处，常规酿酒，酒熟后去糟留液。

用法

口服。每日2次，每次10～20毫升。

功效应用

补益肝肾，养血填精，健脾和胃，祛风除湿。用于肝肾亏虚，精血不足，须发早白，体倦乏力，食欲不振，头晕目眩，肌肤干燥、易痒。

使用宜忌

忌食鲤鱼、桃、李、雀肉等。

乌须酒

——《万病回春》

配方组成

 人参30克
 牛膝30克
 生地黄100克
 熟地黄60克
 枸杞子60克
 当归60克
 麦冬200克
 天冬80克
 何首乌120克
 白酒4升

制法

前9味捣碎，置容器中，添加白酒，每日振摇1～2次，密封浸泡15日，去渣留液。

用法

空腹口服。每日2次，每次20～25毫升。

功效应用

益气养血，滋阴填精。用于气血亏虚，阴精不足，须发早白，形体消瘦，面色少华，精神萎靡，腰膝酸软，头晕眼花，耳鸣。

一醉散酒

——《普济方》

配方组成

 槐角12克
 墨旱莲15克
 生地黄15克
 白酒500毫升

制法

前3味研末，置容器中，添加白酒，每日振摇1～2次，密封浸泡20日，去渣留液。

用法

口服。不拘时候，随量饮用。

功效应用

凉血祛风，补肾养血。用于须发早白。

芝麻酒

——《家庭常用保健食谱集成》

配方组成

黑芝麻140克　　黄酒1升

功效应用

补益肝肾，润养五脏。用于肝肾亏损，须发早白，肠燥便秘，腰膝酸软，眩晕耳鸣，失眠健忘，视物模糊；肺阴虚弱，干咳少痰，皮肤干燥；脾胃阴虚，大便干结，产后少乳。

制法

黑芝麻洗净、微炒、捣烂，置容器中，添加黄酒，每日振摇1～2次，密封浸泡7日，去渣留液。

用法

口服。每日2次，每次20毫升。

使用宜忌

脾虚便溏者忌服。

枸杞芝地酒

——《中国民间百病良方》

配方组成

枸杞子60克　黑芝麻30克　生地黄汁80毫升　白酒1升

功效应用

滋阴养肝，清热凉血。用于阴虚血热，须发早白，头晕目眩，口舌干燥。

使用宜忌

脾虚便溏者忌服。

制法

枸杞子拍破，与黑芝麻混匀，置容器中，添加白酒，每日振摇1～2次，密封浸泡20日，入地黄汁搅匀，再密封浸泡30日，去渣留液。

用法

空腹口服。每日2次，每次20～30毫升。

固本地黄酒

——《普济方》

配方组成

生地黄30克

熟地黄30克

天冬30克

麦冬30克

茯苓30克

人参30克

白酒1升

制法

前6味捣碎，置容器中，添加白酒，每日振摇1～2次，密封浸泡3日，文火煮至酒色变黑，埋土中7日后取出，去渣留液。

用法

空腹口服。每日2次，每次10～20毫升。

功效应用

益气养血。用于气血两虚，毛枯发白，容颜憔悴，精神不振，腰酸膝困。

使用宜忌

忌食萝卜、莱菔子、生葱、大蒜等。

乌发益寿酒

——《家庭常用保健食谱集成》

配方组成

女贞子80克

墨旱莲60克

桑椹60克

黄酒1.5升

功效应用

补益肝肾，清虚热。用于肝肾亏虚，须发早白，头晕目眩，腰膝酸痛，面容枯槁，目赤耳鸣。

制法

前3味捣烂，置容器中，添加黄酒，每日振摇1～2次，密封浸泡14日，去渣留液。

用法

空腹温饮。每日2次，每次10毫升。

使用宜忌

阳虚畏寒者慎服。

美髯酒

——《摄生秘剖》

配方组成

 何首乌300克
 墨旱莲90克
 乌饭叶90克
 黑大豆皮90克
 水牛角90克
 茄花90克
 桑椹60克
 冬青子60克
 熟地黄210克
 白酒7升

制法

前9味捣碎，置容器中，添加白酒，密封，隔水文火加热90分钟，候冷，埋土中7日后取出，去渣留液。

用法

口服。每日2次，每次10毫升。

功效应用

补益肝肾，清热凉血。用于肝肾亏虚，腰膝酸软，头晕耳鸣，须发早白，头发脱落。

首乌三豆酒

——《民间验方》

配方组成

 何首乌200克
 黑大豆500克
 蚕豆250克
 赤小豆250克
 糯米250克
 蜂蜜200克

制法

前5味烘干、粉碎，加蜂蜜和成面团，蒸熟，密封，置阴凉干燥处，常规酿酒，酒熟后去糟留液。

用法

睡前口服。每日1次，每次30毫升。

功效应用

补肾滋阴，益气养血。用于须发早白。

固本酒

——《摄生众妙方》

配方组成

生地黄60克

熟地黄60克

天冬60克

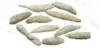
麦冬60克

茯苓60克

人参30克

白酒3升

制法
剉药剉碎，用瓷瓶盛好酒3升，将药浸3日，用文武火煮1～2小时，以酒黑色为度。

用法
口服。空腹服30～50毫升。

功效应用
补虚损，乌须发。用于虚劳，须发早白。

使用宜忌
服药期间，忌食萝卜、葱、蒜及豆类。

生地黄酿酒

——《太平圣惠方》

配方组成

生地黄1500克

糯米2500克

酒曲180克

功效应用
补益肝肾，滋养阴血。用于肝肾阴血不足，须发早白，面色少华，腰酸腿软。

使用宜忌
脾虚泄泻便溏、胸闷纳呆者忌服。

制法
生地黄略蒸，捣碎成末。糯米蒸熟、沥半干，加生地黄末、酒曲末搅匀，密封，置阴凉干燥处，常规酿酒，酒熟后去糟留液。

用法
口服。每日3次，随量饮用。

延年益寿酒

万寿药酒
——《百病中医药酒疗法》

配方组成

大枣1000克　石菖蒲30克　郁金30克　五加皮30克　陈皮30克　茯神30克

牛膝30克　麦冬30克　当归60克　红花15克　烧酒12升

制法
将前10味共制为粗末，入布袋，置容器中，加入烧酒，密封，隔水加热半小时，取出放凉，埋入土中数日以出火毒，取出开封即可取用。

用法
口服。每次服20～40毫升或适量服，日服2次。

功效应用
养血宁心，健脾化湿，益肾柔肝。用于心血不足，湿浊内阻，精神不振，神志不宁，或肝肾不足，筋骨乏力等。

使用宜忌
适合体质虚弱、劳倦过度、形体消瘦、健忘、久病未复、食欲不振等症者饮用，孕妇忌用。

四季春补酒

——《民间验方》

配方组成

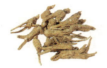 人参10克
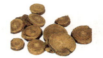 甘草（炙）10克
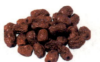 大枣（去核）30克
 黄芪（炙）15克
 何首乌（制）15克
 党参15克
 淫羊藿15克
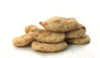 天麻15克
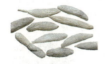 麦冬15克
 冬虫夏草5克
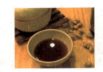 黄酒1升
 白酒500毫升

制法

上药粉碎成粗粉，纱布袋装，扎口，用黄酒浸泡7日。加白酒500毫升继续浸泡7日后，取出药袋，压榨取液。将榨得的药液与药酒混合，静置，滤过，即得。

用法

口服。每次20～30毫升，每日2次。

功效应用

扶正固本，协调阴阳。用于元气虚弱，肺虚气喘，肝肾不足，病后体虚，食少倦怠。

使用宜忌

高血压者慎用。

三味抗衰酒

——《时珍国药研究》

配方组成

枸杞子700克

山楂300克

肉苁蓉500克

白酒7.5升

制法
用粮食白酒浸泡左药，约1个月后过滤取净汁，入瓶密贮备用。

用法
口服。每次30毫升，每日1次，可以常饮。

功效应用
养阴填精，健脾补肾，益气和血，抗衰强身。用于中老年体虚者。

周公百岁酒

——《中国医学大辞典》

配方组成

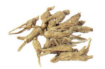
人参3克

茯苓10克

甜杏仁10克

枸杞子汁40克

生地黄汁30克

麦冬汁20克

白酒500毫升

制法
将人参、茯苓、甜杏仁三味药材加工切碎，放在酒坛内；倒入枸杞子汁、生地黄汁和麦冬汁，再注入白酒，密封浸泡10天，即成。

用法
每日2~3次，每次20~30毫升，空腹温服。

功效应用
补肾填精，益气健脾，润燥。用于体弱久病或中老年人体衰者，常服可令阴阳气血两和，百病可祛。

使用宜忌
孕妇忌服，儿童禁饮。

三圣酒

——《圣济总录》

配方组成

人参20克

山药20克

白术20克

白酒500毫升

功效应用

大补元气，生津止渴，健脾和胃。凡属禀赋不足，或老年气虚而致脾胃虚弱者可常饮服。

制法

将前3味入布袋，置砂锅内，加入白酒，盖好，放文火上煮沸，待冷，加盖密封，置阴凉处，3日后开封，悬起药袋沥尽，再用细纱布过滤1遍，贮瓶备用。

用法

口服。每次空腹温服10～20毫升，每日早、中、晚各服1次。

使用宜忌

不善饮酒者，可用黄酒热浸。阴虚火旺者，慎服。

枸杞子酒

——《饮膳正要》

配方组成

枸杞子100克

白酒1升

制法

将枸杞子洗净，浸入白酒中密封，泡7日。

用法

每天睡前饮1小杯。

功效应用

补虚，益精，祛寒，壮肾。凡有阴阳两弱，如头目发昏，口舌偏干，有时健忘，或有早泄、腰软诸症，皆可饮之。

延龄酒

——《奇方类编》

配方组成

 枸杞子400克
 龙眼肉200克
 当归100克
 白术(炒)50克
 黑豆160克
 酒7.5升

制法

将黑豆捣碎，与其余四味药一起装入纱布袋中，同白酒置入容器中，密封浸泡7天以上，即可服用。

用法

口服。每日早晚各1次，每次20毫升。

功效应用

滋阴养血，健脾益气。用于老年气血亏虚、肾气不旺、脾气不健之头晕心悸、四肢困倦、屈伸不利等衰老症状者饮用。

使用宜忌

外感实热、脾虚泄泻者不宜。

刺梨清酒

——《贵州民间方》

配方组成

 鲜刺梨500克
 酒曲适量
 糯米2.5千克

制法

刺梨洗净、沥干、压榨取汁，备用。糯米蒸煮，待凉后和入酒曲及刺梨汁酿制。

用法

口服。每次50毫升，每日1次。

功效应用

滋补强身，抗衰防癌。用于中老年人保健。

使用宜忌

孕妇、乳母忌服。

第二章 常用保健药酒

三仙酒

——《补肾益寿药酒方》

配方组成

桑椹30克

锁阳15克

蜂蜜30克

白酒500毫升

制法
将桑椹捣烂，锁阳捣碎，一起倒入干净的器皿中，注入白酒，密封浸泡7日后，过滤去渣。调入蜂蜜搅匀，贮入瓶中备用。

用法
温热空腹服用。每日2次，每次10～20毫升。

使用宜忌
火盛便秘，阳道易举，心虚气胀者禁用。

功效应用
补肾养肝，益精血，润燥。适合老人肝肾阴虚所致津液亏损，肠燥便秘者服用。

回春酒

——《同寿录》

配方组成

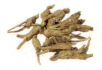
人参30克

荔枝肉1000克

白酒2.5升

制法
将人参切成薄片，荔枝去核，装入绢袋内，用好白酒浸泡，封固，3日后可使用。

用法
口服。每日早晚各饮10～20毫升。

使用宜忌
因该酒性质偏温，有虚火者不宜使用。

功效应用
补元气，益精神。凡体质虚弱、精神不振者，尤其是老年人可服用。

中藏延寿酒

——《华氏中藏经》

配方组成

黄精30克

苍术30克

天冬20克

松叶40克

枸杞子30克

白酒1.5升

使用宜忌

凡畏寒肢冷，下利水肿者忌服。

制法

左五味药，均捣碎，置瓶中，加入白酒1.5升，浸7日后开取，去渣备用。

用法

口服。每次服10毫升，日服2～3次。

功效应用

健脾胃，益精血，祛风湿，补肝肾。用于脾弱、精血不足，兼感受风湿，而出现的食少体倦、头晕、筋骨不利等症。

菖蒲酒

——《太平圣惠方》

配方组成

石菖蒲50克

白术50克

白酒500毫升

功效应用

化湿开窍，健脾养胃。用于早衰健忘，视力减退，耳鸣耳聋，心悸，食欲不振，腹胀便溏等症者饮用。

使用宜忌

阴虚火旺者忌服。

制法

将石菖蒲切碎蒸透，白术切细，共盛入纱布袋内，与白酒共置入容器中，密封浸泡，夏秋7日，春冬14日，即可服用。

用法

口服。每日早中晚各1次，每次20毫升。

延寿酒
——《寿世保元》

配方组成

龙眼肉500克

桂花120克

白糖240克

上好烧酒2.5升

制法
将左药及白糖同浸入酒内，酒坛封固，经年为佳。

用法
口服。不拘时，适量饮用。

功效应用
补肾养肝，益精血，润燥。适合老人肝肾阴虚所致津液亏损，肠燥便秘者服用。

使用宜忌
本药酒一般人亦可饮用，有营养保健作用。

神仙酒
——《集验良方》

配方组成

生地黄10克

菊花10克

当归10克

牛膝5克

红糖60克

陈醋60毫升

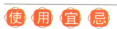
白酒500毫升

制法
将生地黄、菊花、当归和牛膝用纱布袋装好，放置容器中，然后加入红糖、陈醋和白酒，加盖晃匀，浸泡5～7天后即可取用。

用法
口服。不拘时候，随意饮服。

功效应用
益精血，明耳目，添筋力，延衰老。用于阴血不足，诸虚百损。

使用宜忌
脾虚泄泻胃寒食少、胸膈有痰者慎服。

耐老酒

——《太平圣惠方》

配方组成

生地黄250克

枸杞子250克

菊花250克

糯米2.5千克

酒曲200克

功效应用

滋养肝肾，补益精髓。用于肝肾不足的头晕目眩，须发早白，腰膝酸软等症。

使用宜忌

风寒咳嗽者忌饮。

制法

将前3种药材加工碎，酒曲搓成粗末。放在净砂锅中，加水500毫升，煎煮汁液250毫升，倒入净瓷坛中，待冷；再将糯米蒸煮成熟饭，待冷后与酒曲拌匀，倒入药坛内，再加入药汁拌匀，加盖密封。经21日后过滤，取清酒贮入容器中即可。

用法

每日早、午、晚各饮1次，每次空腹温饮20～25毫升。

黄精枸杞子酒

——《奇效良方》

配方组成

黄精100克

枸杞子100克

白酒1升

功效应用

补气益精，延年益寿。用于病后体虚，阴血不足；脾胃虚弱，饮食减少，神疲倦怠；眩晕，早衰，也用于高脂血症。

制法

黄精蒸透、晒干、切片。纱布袋盛装左药，扎口，用白酒浸泡。14日后取出药袋，将压榨液与原药酒合并，过滤装瓶，备用。

用法

口服。每日2次，每次20毫升。

草还丹酒

——《寿亲养老新书》

配方组成

石菖蒲10克

补骨脂10克

熟地黄10克

远志10克

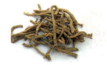
地骨皮10克　牛膝10克　白酒500毫升

制法
将石菖蒲、补骨脂、熟地黄、远志、地骨皮、牛膝分别洗净，晾干，共研成细末，放在容器中，注入白酒，加盖密封，浸泡5天后，即可饮用。

用法
口服，空腹饮用。每日2次，每次15毫升。

功效应用
理气活血，聪耳明目，轻身延年，安神益智。用于老年人五脏不足，精神恍惚，耳聋耳鸣，少寐多梦，食欲不振等症者饮用。

使用宜忌
阴虚阳亢、烦躁汗多、咳嗽者慎服。

复方红宝酒

——《中国中医药科技》

配方组成

绞股蓝50克

枸杞子100克

生姜50克

白酒1升

制法
生姜切薄片。上药用白酒浸泡7天，即可饮用。

用法
每日服50毫升，分3次于饭后30分钟服。

功效应用
抗衰老，延年益寿。适用于中老年人延年益寿。

使用宜忌
阳虚畏寒者慎服。

还少酒

——《经验方》

配方组成

枸杞子20克

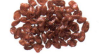
山茱萸10克

茯苓10克

杜仲10克

肉苁蓉10克

巴戟天10克

白酒500毫升

制法

将材料中除白酒、枸杞子外的5味药共为碎末,装入纱布袋内,扎好口,同洗净的枸杞子放入净器中,注入白酒泡7天,即可饮用。

用法

口服。每日早晚各1次,每次20~30毫升。

功效应用

温补肾阳,振奋元阳。适合身体虚弱,健忘怔忡,阳痿,早泄,腰脚沉重者长期服用。

使 用 宜 忌

火旺泄精,小便不利,口舌干燥者皆禁饮。

刺五加酒

——《本草纲目》

配方组成

刺五加120克

白酒1升

功效应用

益气强身,延年益寿。用于体质虚弱、机体抗病能力和应变能力差者。

制法

将刺五加粉碎成粗末,纱布袋装,扎口,用白酒浸泡14日。开封后取出药袋,压榨取液。将榨得的药液与药酒混合,静置,过滤,即得。

用法

口服。每次20~30毫升,每日1次。

古汉养生酒

——《湖南民间方》

配方组成

 生晒参20克
 黄芪30克
 枸杞子30克
 女贞子(制)30克
 黄精(制)30克
 白酒1升

制法

生晒参、黄芪、黄精切薄片，女贞子打碎。诸药装纱布袋中，扎口，置干净容器中，以白酒浸泡。密闭容器，14日后启封。开封后去药袋，压榨取汁。将榨得的药汁与浸出液合并，过滤装瓶，密闭备用。

用法

口服。每日早、晚各饮10～20毫升。

使用宜忌

属实热证者忌服。

功效应用

补气益阴。用于头晕耳鸣，精神萎靡，失眠健忘，腰酸耳鸣，气短乏力，面色萎黄。神经官能症、低血压及各种贫血患者，凡有上述症状者均可服用。

双蜂酒

——《验方》

配方组成

 蜂蜜500克
 蜂王浆100克
 白酒500毫升

制法

将蜂蜜、蜂王浆、白酒同放一个洁净的容器中，搅拌均匀，再加入凉开水1000毫升，混合均匀，然后灌入玻璃瓶中，加盖密封保存。

用法

口服。每日1次，每次50毫升。饮用时，先将酒摇晃均匀，再倒出。

功效应用

滋补强壮。用于风湿性关节炎，心脏病，神经衰弱等症者饮用。

使用宜忌

糖尿病患者不宜。

人参当归酒

——《经验方》

配方组成

红参15克

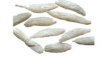
麦冬20克

当归15克

淫羊藿15克

五味子（制）10克

熟地黄20克

白酒1升

制法
左药粉碎成粗粉，纱布袋装，扎口，用白酒浸泡14日。开封后取出药袋，压榨取液。将榨得的药液与原药酒混合，静置，滤过，即得。

用法
口服。每次15毫升，每日2次。

功效应用
益气养血，滋阴补肾。用于气血虚弱，肾亏阳痿，头晕目眩，面色苍白，梦遗滑精，身倦乏力。

首乌酒

——《中国药物大全》

配方组成

何首乌（制）30克

金樱子30克

黄精30克

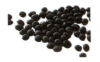
黑豆（炒）60克

白酒1升

制法
左药粉碎成粗末，纱布袋装，扎口，用白酒浸泡。14日后取出药袋，压榨取液，并将榨得的药液与药酒混合，静置，滤过即得。

用法
口服。每次20毫升，早、晚各1次。

功效应用
养血补肾，乌须发。用于心血不足，肾虚遗精，须发早白，血脂、血糖过高者。

第二章 常用保健药酒

复方虫草补酒

——《经验方》

配方组成

 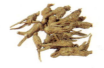

冬虫夏草10克　　人参15克

淫羊藿30克　　熟地黄50克　　白酒1升

功效应用

补气血，抗衰老。用于未老先衰，年老体弱，用脑过度，记忆力衰退，性功能减退，肢体倦怠，酸痛不适。

制法

人参切成薄片，与冬虫夏草同放于一干净容器中，用白酒250毫升浸泡，密封容器。淫羊藿、熟地黄切细，用750毫升白酒浸泡。14日后，过滤去药渣，将药液与人参虫草药酒合并。药酒饮用完后，人参、冬虫夏草药渣可分次嚼食。

用法

口服。每日1～2次，每次20毫升。

玉竹长寿酒

——《中国药物大全》

配方组成

玉竹30克　　当归20克　　党参20克

白芍30克　　何首乌（制）20克　　白酒1升

制法

左药粉碎成粗粉，纱布袋装，扎口，用白酒浸泡。14日后取出药袋，压榨取液，并将药液与药酒混合，静置后过滤，即得。

用法

口服。每次10～20毫升，每日2次。

功效应用

益气血，健脾胃。用于气阴不足，身倦乏力，食欲不振，血脂过高。

归杞龙眼酒

——《惠直堂经验方》

配方组成

当归50克

枸杞子100克

龙眼肉200克

甘菊花15克

白酒2升

制法

左药粉碎成粗末，纱布袋装，扎口，用白酒浸泡。14日后取出药袋，压榨取液。将榨得的药液与药酒混合，静置，过滤，即得。

用法

口服。每次20毫升，每日2次。

功效应用

补心肾，益气血。用于中老年人头晕眼花，健忘失眠，腰膝酸软。

龟龄补酒

——《中国药物大全》

配方组成

龟甲（制）30克

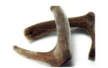
鹿茸5克

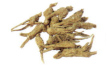
人参10克

茯苓10克

白酒500毫升

制法

左药粉碎成粗粉，纱布袋装，扎口，用白酒浸泡14日。开封后取出药袋，压榨取液。将榨得的药液与药酒混合，静置，滤过，即得。

用法

口服。每次10毫升，每日1～2次。

功效应用

滋阴助阳，宁心安神。用于阳虚阴亏，心悸失眠，遗精，阳痿，腰膝酸软，两目昏花，全身瘦弱。

桑椹苍术酒

——《东医宝鉴》

配方组成

鲜桑椹200克

苍术20克

地骨皮20克

白酒1升

功效应用

养血补肾，清肝明目，燥湿健脾。用于衰老，眼花，须发早白，食欲不振。

制法

苍术、地骨皮共为粗末，纱布袋装，扎口，用白酒浸泡。密封7日后，取出药袋，压榨取液，将榨得的药液与原药酒合并，过滤后备用。将鲜桑椹捣烂绞汁，和入药酒中，再密封7日后启用。

用法

口服。每日2次，每次15～20毫升。

龟鹿二仙酒

——《证治准绳》

配方组成

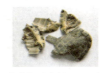
龟甲（制）100克

鹿角片200克

枸杞子40克

人参20克

白酒2升

制法

龟甲、鹿角片打成粗屑，人参切成薄片，诸药一并装入纱布袋中，扎口，用白酒浸泡，容器密封，每日摇动1次。14日后启封，去药渣，过滤取液，装瓶备用。

用法

口服。每次10～20毫升，早晚各1次。

功效应用

大补精髓,益气养神。用于肾精亏乏,虚羸少气,头晕耳鸣,视物不清,腰膝酸软,阳痿遗精等症。

壮身酒

——《中草药保健饮料》

配方组成

黄精50克

何首乌25克

枸杞子25克

酸枣仁25克

白酒500毫升

制法

将黄精、何首乌切碎,酸枣仁捣碎,与枸杞子一起用洁净纱布包好,放在白酒中,加盖密封,浸泡60天即成。

用法

口服。每日2次,每次30毫升。

功效应用

补肝肾,养阴血,宁心安神。用于头晕眼花,失眠寐差,食欲不振,腰酸疲乏,记忆力下降者。

使用宜忌

病证属实、属热者不宜。

强筋健骨酒

还童酒

——《回生集》

配方组成

 熟地黄15克
 生地黄20克
 当归20克
 羌活5克
 独活5克
 怀牛膝10克
 秦艽15克
 苍术10克
 五加皮20克
 续断20克
 陈皮10克
 萆薢10克
 枸杞子10克
 麦冬15克
 木瓜10克
 50° 白酒2升

制法

上药粉碎成粗粉，纱布袋装，扎口，用白酒浸泡。7日后取出药袋，压榨取液。将榨得的药汁与药酒混合，静置，过滤后即可服用。

用法

口服。每次20毫升，每日2次，早晚空腹温服。

功效应用

补肝肾，强筋骨，祛风湿。用于老人肝肾不足，腰膝酸困，行走无力，关节疼痛，筋骨不舒。

地黄牛膝酒

——《太平圣惠方》

配方组成

熟地黄400克

牛膝200克

五加皮200克

酒曲180克

糯米2500克

制法

前3味粗碎,加清水煎至3.5升,候温。糯米加水蒸熟,候温,入药汁、曲末拌匀,密封,置阴凉干燥处,常规酿酒,酒熟后去糟留液。

用法

口服。每日3次,每次15~20毫升。

功效应用

补益肝肾,强筋壮骨。用于肝肾精血亏虚,须发早白,筋骨软弱,腰腿酸困,两足乏力,容颜无华。

羊肾酒

——《经验方》

配方组成

生羊肾1个

沙苑子10克

龙眼肉20克

淫羊藿10克

仙茅10克

薏苡仁25克

白酒500毫升

制法

羊肾洗净,剖开,去净筋膜,切成小块,焯水,放在砂锅中,加入白酒煮1小时,过滤取液,装入瓶中,纳入其他药材浸泡30天,即可。

用法

口服。每日2次,每次10~30毫升,早晚温服。

功效应用

添精益髓,强壮筋骨,祛风除痹。用于老年人脚足无力、酸软困乏,腰如绳束。

使用宜忌

孕妇及阴虚阳旺者忌服。

五加皮杜仲酒 ——《经验方》

配方组成

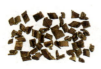 五加皮30克
 杜仲(炒)30克
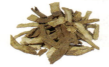 续断15克
 牛膝15克
 桑寄生15克
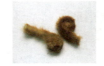 狗脊15克
 骨碎补20克
 当归15克
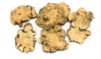 川芎10克
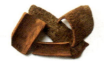 桂皮5克
 陈皮15克
 50°白酒1.5升

制法

上药均为饮片,取玻璃瓶或陶瓷瓦罐盛装,用白酒浸泡,密封瓶口,1个月后启封取液,静置,过滤后即得。

用法

口服,每次15~20毫升,每日1~2次。

功效应用

补肝肾,强筋骨。用于筋骨痿软,腰膝无力,骨质疏松,腰腿疼痛。

安神健脑酒

天王补心酒
——《摄生秘剖》

配方组成

 人参20克
 玄参20克
 丹参20克
 茯苓20克

 远志20克
 桔梗20克
 五味子20克
 当归40克
 麦冬40克

 天冬40克
 柏子仁40克
 酸枣仁40克
 生地黄100克
 白酒2.5升

制法

上药研粗末，纱布袋盛装，扎口，置干净容器中，加入白酒，密封浸泡。7日后开启，去药渣，过滤装瓶备用。

用法

每日临睡前半小时饮20毫升。

功效应用

滋阴清热，养心安神。用于阴血不足，心烦失眠，精神衰疲，健忘盗汗，大便干结。

使用宜忌

脾胃虚寒、湿痰多者慎用。

人参不老酒

——《寿亲养老新书》

配方组成

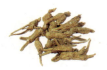 人参20克
 川牛膝20克
 菟丝子20克
 当归20克

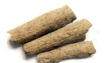 杜仲15克
 生地黄10克
 熟地黄10克
 柏子仁10克

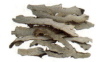 石菖蒲10克
 枸杞子10克
 地骨皮10克
 白酒2升

制法

以上诸药共研为粗末,纱布袋装,扎口,置干净容器中,用白酒浸泡。密封容器14日后,去药渣并压榨药袋,取汁与药酒合并,过滤装瓶,密闭备用。

用法

口服。每次10～20毫升,每日2次。

功效应用

滋肾填精,补气益智。用于腰膝酸软,神疲乏力,心悸健忘,头晕耳鸣。

归脾养心酒

——《严氏济生方》

配方组成

 酸枣仁30克
 龙眼肉30克
 党参20克
 黄芪20克
 白术20克

 茯苓20克
 木香10克
 甘草（炙）6克
 远志10克
 当归20克
 白酒2升

制法

以上诸药粉碎成粗粉，纱布袋装，扎口，用白酒浸泡。14日后取出药袋，压榨取液。合并榨取液与药酒后静置、过滤，即得。

用法

口服。每次20毫升，早、晚各服1次。

功效应用

补脾养心，益气养血。用于思虑过度，劳伤心脾，心悸怔忡，健忘失眠。

枸杞子药酒

——《吉林省药品标准》

配方组成

 枸杞子80克
 熟地黄15克
 黄精15克

 百合15克
 远志9克
 白砂糖150克
 白酒1.5升

制法

左药粉碎成粗末，纱布袋装，扎口，用白酒浸泡。14日后取出药袋，压榨取液。将榨得的药液与药酒混合，再加入白砂糖搅拌溶解，静置，过滤，即得。

用法

口服。每次 20 毫升,每日 2 次,空腹服用。

功效应用

养血益精,宁心安神。用于失眠多梦,心悸健忘,体倦神疲,头昏耳鸣,口干少津,面色不华。

使用宜忌

痰湿内盛者慎用。

葆春康福酒 ——《吉林民间方》

配方组成

人参20克

黄芪30克

鹿茸5克

枸杞子30克

酸枣仁20克

灵芝20克

五味子10克

蜂蜜200克

白酒1.5升

制法

诸药共为粗末,纱布袋装,扎口,置干净容器中,用白酒浸泡,密封容器。14日后启封,取出药袋,压榨取汁。先将榨得的药液与药酒合并,再加蜂蜜调均匀,过滤后装瓶备用。

用法

口服。每次 10~20 毫升,每日 2 次。

功效应用

补气养血,益精安神。用于健忘多梦,心悸不宁,头晕目眩,形瘦神疲,梦遗滑精,面色少华,舌淡脉弱。

使用宜忌

实热证者忌用。

人参五味子酒
——《辽宁省药品标准》

配方组成

生晒参15克

鲜人参3支

五味子70克

白酒1.5升

制法

五味子碾碎，生晒参切片，入纱布口袋内，扎口，置容器内。鲜人参整支放在容器内，倒入白酒浸泡。2周后去纱布袋，留液备用。

用法

口服。每日2次，每次20毫升。

功效应用

补气强心，滋阴敛汗。用于汗多肢倦，心悸气短，头晕乏力，健忘少寐，面色少华，神经衰弱。

龙眼桂花酒
——《寿世保元》

配方组成

龙眼肉125克

桂花25克

白砂糖60克

烧酒1升

制法

将龙眼肉、桂花与烧酒同放入容器中，密封，1个月后启封加入白砂糖，搅匀饮用。

用法

口服。每次20毫升，每日2次。

功效应用

安神定志，宁心悦颜。用于心脾亏虚，头昏，体倦，心慌，失眠。

灵芝人参酒

——《民间方》

配方组成

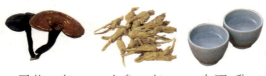

灵芝50克　　人参15克　　白酒1升

功效应用

益气安神，用于气虚乏力，心悸健忘，失眠，神经衰弱。

制法

左药粉碎成粗粉，纱布袋装，扎口，用白酒浸泡，14日后取出药袋即得。

用法

口服。每次20毫升，每日2次。

天麻补酒

——《经验方》

配方组成

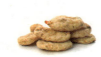

天麻30克　　人参15克

三七10克　　杜仲20克　　白酒1升

制法

左述药物粉碎成粗末，纱布袋装，扎口，用白酒浸泡。14日后就可取出药袋，压榨取液，再将榨取液与药酒混合、静置，过滤后即可饮用。

用法

口服。每次15～20毫升，每日1～2次。

功效应用

益气补肾，祛风通络。用于神经衰弱，身体虚弱，身倦乏力，头晕目眩，或肢体麻木，筋骨挛痛。

参归养荣酒

——《上海市药品标准》

配方组成

生晒参10克

糖参10克

全当归10克

龙眼肉40克

玉竹20克

白砂糖250克

白酒1升

制法

上药粉碎成粗粉,纱布袋装之,扎口,用白酒浸泡。14日后取出药袋,压榨取液。合并榨取液与药酒后,再加入白砂糖,搅拌均匀、静置、过滤,即得。

用法

口服。每次20毫升,每日2次。

功效应用

益气养阴,补心安神。用于气阴两虚,神疲乏力,面色萎黄,失眠多梦,心悸健忘,食少纳差,眩晕耳鸣。

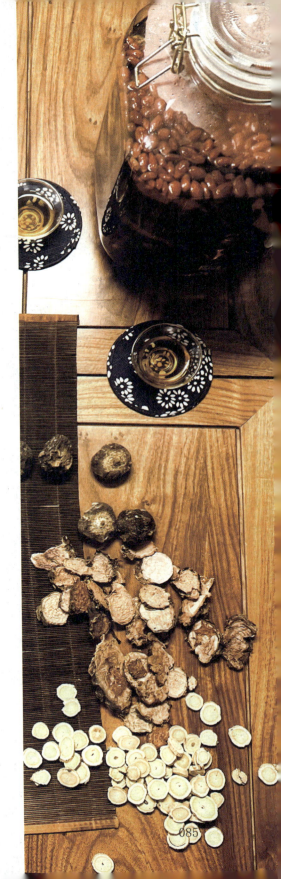

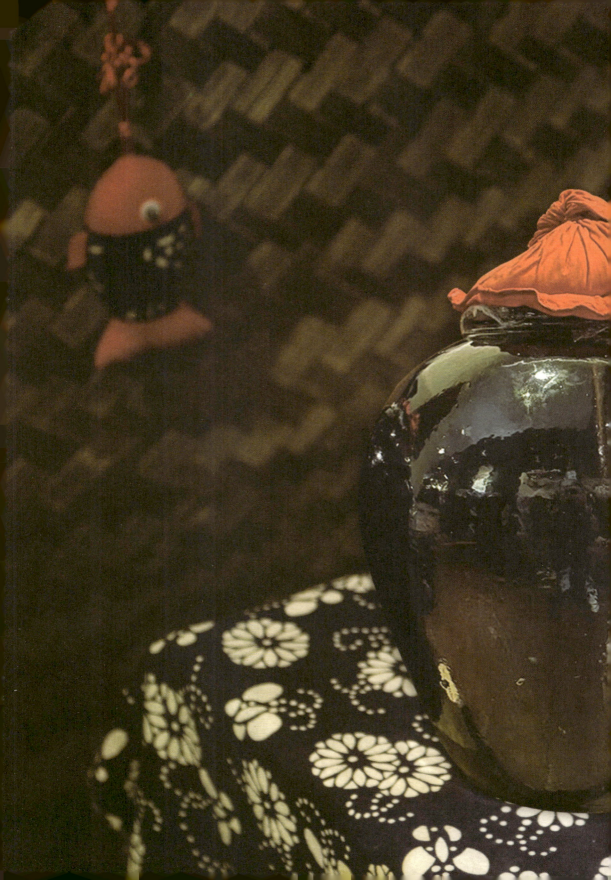

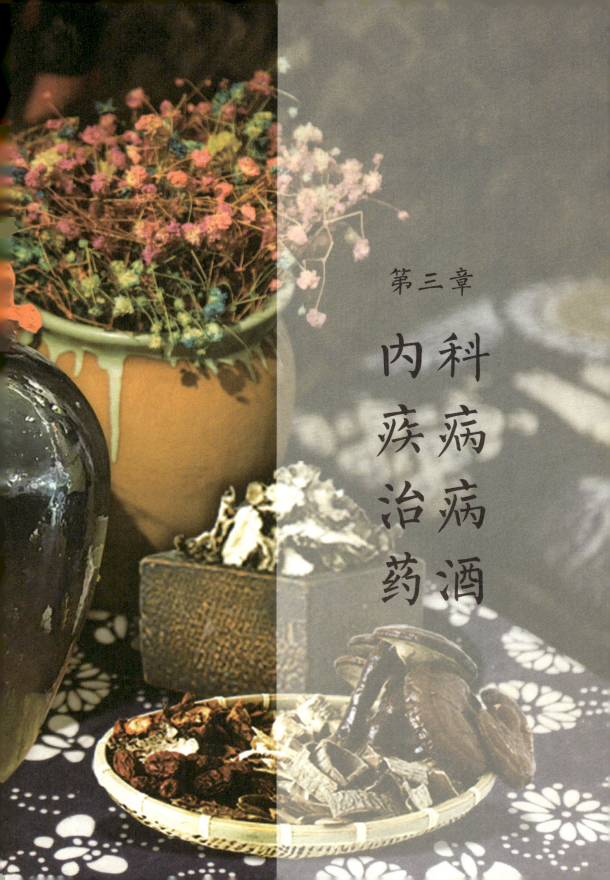

第三章 内科疾病治疗药酒

感冒

感冒俗称"伤风",是最常见的上呼吸道感染。主要原因是人体受到风寒侵袭后,呼吸道局部抵抗力下降,导致身体感染病毒或细菌。最常见的症状有头痛、鼻塞流涕、不停打喷嚏、流泪、恶寒发热、周身不适,有时还伴有轻微咳嗽等。若是症状严重,且在一个时期一段范围内广泛流行者,称为流行性感冒(简称"流感")。治疗感冒的药酒,以祛风寒为主,常用豆豉、葱、姜等配制而成,如荆芥豆豉酒、葱豉酒等,或用附子、肉桂等配制而成。治疗阳虚之人外感风寒,如肉桂酒;对外感风热者,也可以用药酒治疗,意在用酒以行药势,祛邪外出。

紫苏酒

——《验方》

配方组成

紫苏叶50克　　生姜100克

红糖50克　　黄酒300毫升

功效应用

辛温解表。用于风寒感冒。症见恶寒重发热轻,鼻塞头痛,身痛,苔薄白,脉浮紧。

制法

紫苏叶碾粗粉,用纱布袋盛装,扎口,倒入黄酒,先浸泡10分钟,后加热煮沸后转小火煮5~10分钟,熄火,去药袋。生姜拍碎,捣烂绞汁,滴入药酒中,加红糖搅拌,待溶化后即成。

用法

温饮。每次30~50毫升,每日2~3次。饮后卧床盖被休息,见微微汗出则效佳。

使用宜忌

风热型感冒不宜用。

花椒酒

——《民间验方》

配方组成

 花椒50粒

 侧柏叶15克

 白酒500毫升

功效应用

辛温疏表，解热止痛。用于防治四时瘟疫，感冒发热、头痛。

制法

将花椒、侧柏叶共捣碎，放入酒瓶内，倒入白酒，密封浸泡，经常摇动，半个月后即可服用。

用法

在呼吸道及消化道传染病流行季节，每日早晨空腹温饮10～20毫升。

使用宜忌

孕妇、阴虚火旺者忌服。此外，如果出现皮肤过敏、不舒适感，有接触性皮炎的也不适宜使用。

荆芥豆豉酒

——《验方》

配方组成

 豆豉250克

 荆芥10克

 黄酒750毫升

制法

上2味，同酒煎5～7沸，去渣，收贮备用。

用法

随量稍热饮之。

功效应用

散寒解表。用于外感风寒，发热无汗。

桑菊酒

——《温病条辨》

配方组成

 桑叶15克　 菊花15克　 桔梗10克　 连翘15克

 杏仁10克　 薄荷10克　 芦根15克　 甘草6克　 米酒500毫升

制法

上药研粗末，装白纱布口袋，扎口，用米酒500毫升浸泡20分钟，加热煮沸，转小火煮10分钟，待凉，取出药袋，压榨取汁，与药酒混合即成。

用法

口服。每次30毫升，每日2次。

功效应用

疏风清热，宣肺止咳。用于外感风热轻证。症见身热不甚，咳嗽，口微渴，脉浮数。

使用宜忌

高热、烦渴、咽喉肿痛者忌用。

肉桂酒

——《费氏食养三种》

配方组成

 肉桂6克　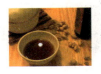 黄酒20毫升

功效应用

温阳祛寒。用于外感风寒，身体感寒疼痛。

制法

将肉桂研为细末，用温酒调服，或将细末投入白酒中浸泡2宿后即可饮用。

用法

口服。每日1剂，1次或分2次温服。

使用宜忌

风热感冒忌服。

葱豉酒

——《本草纲目》

配方组成

葱白3根　　豆豉15克　　黄酒300毫升

制法

将上前2味与黄酒同煎至半，过滤去渣，候温备用。

用法

口服。每日1剂，早、晚分2次温服。

功效应用

宣通卫气，发散风寒。用于外感风寒初起，恶寒发热，无汗，头痛，鼻塞，身痛而烦，脉浮紧，兼治冷痢腹痛，呕吐，泄泻。

白酒擦身方

——《费氏食养三种》

配方组成

 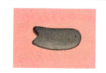

白酒适量　　刮痧板（或硬币）

用法

准备好适量白酒，之后用刮痧板（硬币）蘸白酒轻轻刮前后胸、曲池以及下肢腘窝处，当皮肤发红发热时即停止。之后喝一碗热姜糖水，盖上被子直至出汗。

功效应用

清热解表。用于风寒感冒。

使用宜忌

此方易出大汗，出汗后患者会觉得全身轻松舒适，这期间应注意避免再受风寒，感冒才能尽快痊愈。

咳嗽

咳嗽是机体对侵入气道的病邪的一种保护性反应。古人以有声无痰谓之咳，有痰无声谓之嗽。临床上二者常并见，通称为咳嗽。治疗咳嗽的药酒有以滋阴养血为主者，如阿胶酒、西洋参酒等，多用于阴虚咳嗽；有以润燥为主者，如叶酸桑椹酒、绿豆酒，用于治疗燥咳；有以散寒为主者，如寒凉咳嗽酒；有以补肾纳气为主者，如红颜酒；有以疏肝化痰为主者，如香橼醴；有以镇咳化痰为主者，如百部酒。临证可根据咳嗽的表现，分别选用各种相应的药酒。

百部酒

——《本草纲目》

配方组成

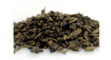
百部根100克

白酒500毫升

功效应用

润肺下气，止咳杀虫。用于因百日咳、肺结核、气管炎等引起的咳嗽气急；外用可杀虫虱、疥疮、阴道滴虫等。

制法

将百部根炒后捣碎，放入干净的瓶子中，倒入白酒浸泡，密封。7日后开启，过滤去渣，装瓶备用。

用法

每次15～20毫升，每日3次，饭后徐徐慢饮。外用时，用百部酒涂患处。

使用宜忌

凡脾胃虚弱者，及大便溏泄者均慎饮本酒。

竹黄酒

——《药酒与膏滋》

配方组成

天竺黄60克

白酒1升

制法

将竹黄放入干净的器皿内，倒入白酒浸泡，密封；5日后开启，装瓶备用。

用法

口服。每次5～10毫升，每日2次。

功效应用

化痰止痛。用于咳嗽痰多，胃气痛。

使用宜忌

灰指甲、鹅掌风等皮肤病患者忌服。

阿胶酒

——《圣济总录》

配方组成

阿胶400克

黄酒1.5升

制法

把阿胶粉碎，置于黄酒中，上火慢熬，令其烊化后，装瓶备用。

用法

每日3次，每次10～30毫升。

功效应用

补血止血，滋阴润肺。用于阴虚咳嗽，眩晕心悸，虚劳咯血，吐血，崩漏下血。

紫苏子酒

——《医便》

配方组成

紫苏子90克

白酒1升

🔖 功效应用

补肺气，平喘化痰。用于肺虚咳喘或痰浊咳嗽，主要症状是咳嗽气逆、喘息痰多、痰白黏。

使 用 宜 忌

咳嗽痰黄、口干咽痛、唇舌色红者忌服。

🔖 制法

将紫苏子炒香研细，与白酒共置于干净带盖的容器中。密封，浸10天后过滤去渣即可饮用。

🔖 用法

口服。每日早、中、晚各1次，每次15～30毫升。

白前酒

——《时后备急方》

配方组成

白前100克

白酒500毫升

🔖 功效应用

泻肺降气，下痰止嗽。用于肺实喘满，咳嗽，多痰，胃脘疼痛。

🔖 制法

将白前捣成粗末，装入纱布袋中，放入干净的器皿中，倒入白酒浸泡，封口。7日后开启，去掉药袋，澄清备用。

🔖 用法

口服。每次10～15毫升，每日3次，将酒温热空腹服用。

天冬酒

——《本草纲目》

配方组成

天冬40克

高粱酒500毫升

功效应用

补肺气，平喘化痰。用于肺虚咳喘或痰浊咳嗽，主要症状是咳嗽气逆、喘息痰多、痰白黏。

制法

将天冬用竹刀剖去心，之后与水同入砂锅煎煮，煮约40分钟后，去渣取液，兑入高粱酒中，装瓶密封待用。

用法

口服。每次10～30毫升，每日1次，以午后服为宜。

使 用 宜 忌

阳虚阴盛，脾胃虚寒见有食少便溏症状者不宜饮用此酒。

陈皮酒

——《验方》

配方组成

陈皮30克

白酒500毫升

功效应用

止咳化痰。用于风寒咳嗽，痰多清稀色白。

制法

先将陈皮洗净，晾干，撕碎，置酒瓶中，加入白酒，盖好密封，浸泡3～5日即得。

用法

口服。每次15～20毫升，日服3次，或随量饮用。

映山红酒

——《民间百病良方》

配方组成

映山红15克

白酒500毫升

制法
映山红切碎，与白酒一起置入容器中，密封浸泡5日即成，备用。

用法
口服。每日早、晚各服1次，每次服20毫升。

功效应用
祛痰止咳。用于支气管炎，痰浊咳嗽，咳喘。

人参蛤蚧酒

——《卫生宝鉴》

配方组成

人参9克

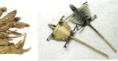
蛤蚧1对

低度白酒1升

制法
将人参蛤蚧焙干捣碎，纳纱布袋内，置容器中，加入白酒，密封。浸泡7日后即可取用，待用之1/3量后，再添酒至足数即可。

功效应用
补肺肾，定喘咳。用于久咳肺肾两虚，咳嗽气短，动则喘甚，言语无力，声音低微。

用法
口服。每日1剂，早、晚分2次温服。

核桃人参杏仁酒

——《本草纲目》

配方组成

 核桃仁90克

 杏仁30克

 人参30克

 黄酒1.5升

功效应用

补肾纳气，平喘止咳。用于咳喘日久不止。

制法

将核桃仁、杏仁、人参捣碎，装入纱布袋，放干净带盖的容器中，加入黄酒，密封浸泡。每天摇晃几下，21天后过滤去渣即可饮用。

用法

口服，每日2次，每次15~25毫升。

使用宜忌

阴虚火旺者忌服。

第三章 内科疾病治病药酒

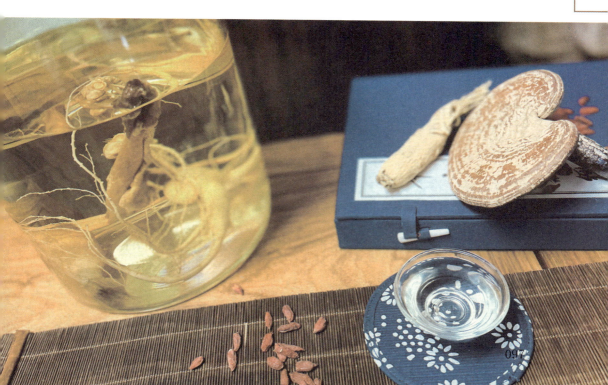

哮 喘

哮喘是以呼吸喘急，喉间哮鸣有声为特征的呼吸系统病症。"喘以气息急，哮以声响鸣"，说明两者有一定区别，但从临床上看，哮必兼喘，喘多兼咳。哮喘既可以是一个独立的疾病，也常为多种急、慢性呼吸系病程中的一个病理表现。当其成为这些疾病某一阶段的主证时，称作喘证。哮喘在临床上有发作期和缓解期，一般在发作期较少用药酒治疗，而在缓解期用药酒防治较多。但应注意，对某些哮喘患者，特别是过敏性哮喘或对酒精过敏者，不宜用药酒治疗。

瓜蒌薤白酒

——《金匮要略》

配方组成

瓜蒌12克　　薤白9克　　白酒30毫升

🍵 制法

将上2味药，加入白酒和适量水，以文火煎煮，去渣饮服。

🍵 用法

口服。每日2次，每次顿服。

🍵 功效应用

宽胸理气，祛痰散结。用于喘咳气短，胸闷不舒。

二参麦冬酒

——《名医别录》

配方组成

西洋参35克

沙参25克

麦冬25克

黄酒1升

制法

西洋参、沙参切片，麦冬捣碎，一同放在砂锅内。加入黄酒，小火煮沸5分钟后离开火，冷却后放入玻璃瓶中密封浸泡。7天后，再加入200毫升凉开水调匀，即可饮用。

用法

口服。每日2次，每次10～20毫升。

使用宜忌

虚寒便溏者不能服用。

功效应用

补气养阴，清热润肺，止咳。用于风热咳嗽、烦渴等症状。

桃仁酒

——《肘后方》

配方组成

核桃仁5枚

白糖30克

黄酒50毫升

制法

将核桃仁捣成泥状，加入白糖和黄酒，在锅中以文火煮10分钟，即可。

用法

每日2次，顿服。

功效应用

补肾纳气平喘。用于肾虚久喘。

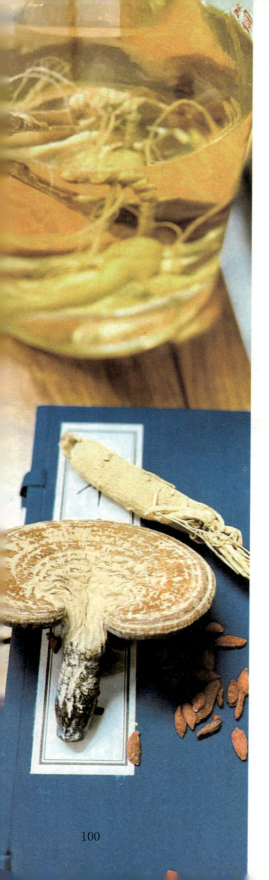

参蛤虫草酒

——《中国药膳》

配方组成

人参30克

核桃仁30克

冬虫夏草30克

蛤蚧1对

白酒2升

制法

蛤蚧去头、足，打碎，与诸药置陶瓷或玻璃容器中，加白酒，密封浸泡3周，滤取上清液待用，药渣可再加适量白酒浸泡1次再用。

用法

口服。每次10～20毫升，每日早晚各空腹服1次。

功效应用

补肺温肾，纳气平喘。用于支气管哮喘缓解期，老年慢性支气管炎伴肺气肿，畏寒肢冷，动则汗出，容易感冒。

使用宜忌

支气管哮喘发作期、心脏病引起的咳喘均禁用。

紫苏大枣酒

——《民间验方》

配方组成

紫苏子（炒）150克　　紫苏茎叶500克

陈皮100克　　大枣20枚　　黄酒1.5升

制法
左四味药，加黄酒，煮取800毫升，装瓶备用。

用法
口服。每日2次，每次10～20毫升。

功效应用
理气宽胸，平喘降逆。用于肺气上逆之咳喘。

桑皮酒

——《验方》

配方组成

桑白皮200克　　吴茱萸根皮100克　　黄酒2升

功效应用
清热化痰。用于肺热咳喘，痰多而黄，身热口渴等症。

制法
将左药细切后置砂锅中，加入黄酒，置文火上煮至800克，滤去渣，收贮净瓶中备用。

用法
每日早、午、晚各1次，每次空腹饮服30～50毫升。

消化不良

消化不良是由胃动力障碍所引起的疾病。临床上主要症状表现为上腹痛、早饱、腹胀、嗳气。上腹痛多无规律，只有部分患者与进食有关，表现为饱痛，进食后缓解，或餐后半个小时又出现疼痛。早饱是进食后不久即有饱腹感，使人再也吃不下去食物。腹胀多发生于餐后，或呈持续性，进餐后加重，同时伴有嗳气。另外，一些功能性消化不良的人还会出现失眠、焦虑、抑郁等精神方面的症状。

黄芪酒

——《药酒汇编》

配方组成

黄芪60克

黄酒500毫升

制法

将黄芪研碎，置容器中，加入黄酒，密封，浸泡7日。每日振摇1次，过滤去渣即成。

用法

口服。每次服20～30毫升，日服2次。

功效应用

补气健脾，固表止汗。用于脾胃虚弱，食少纳呆，消化不良，心悸气短，四肢无力，体虚多汗，气虚脱肛。

山楂龙眼酒

——《药酒汇编》

配方组成

山楂250克

龙眼肉250克

大枣30克

红糖30克

白酒1升

制法

先将前3味洗净，去核，沥干，然后加工粗碎，置容器中，再加入红糖和酒，搅匀，密封，浸泡10日后，过滤去渣，澄清即可。

用法

口服。每次服20～30毫升，日服2次。

功效应用

益脾胃，助消化。用于肉食积滞、脾胃不和、脘腹胀满、消化呆滞、面色萎黄等症。

陈皮山楂酒

——《药酒汇编》

配方组成

陈皮50克

山楂1升

白酒500毫升

制法

将陈皮、山楂置容器中，加入白酒，密封，浸泡7日后，过滤去渣，即成。

用法

口服。每次服30～50毫升，口服2～3次。

功效应用

行气健脾，燥湿降逆，止呕开胃。用于消化不良、食少胃满、脘腹胀满等症。

金橘酒

——《药酒汇编》

配方组成

金橘600克

蜂蜜120克

白酒1.5升

功效应用

理气解郁，开胃消食。用于食欲不振，食滞胃呆，咳嗽痰涎。

制法

金橘洗净，晾干，拍松或切瓣，与蜂蜜同入白酒中，加盖密封，浸泡2个月即成。

用法

口服。每次20毫升，每日2~3次，温饮。

神仙药酒

——《清太医院配方》

配方组成

檀香6克

木香9克

丁香6克

砂仁15克

茜草60克

红曲30克

白酒500毫升

制法

左药共研粗末，纱布袋装，置陶瓷或玻璃容器中，用白酒浸泡，7日后取浸出液待用。

用法

口服。每次15~20毫升，每日1~2次。

功效应用

行气快膈，开胃消食。用于食积气滞证，症见脘腹饱胀不舒、纳呆、嗳气频作等。

刺梨酒

——《民间验方》

配方组成

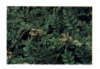
刺梨500克

白酒1升

制法

刺梨洗净晾干，浸于白酒中，14日后即可饮用。

用法

口服。每次20～30毫升，早、晚各1次。

功效应用

健胃消食。用于消化不良，食积饱胀。

使用宜忌

胃酸过多者慎用。

第三章 内科疾病治病药酒

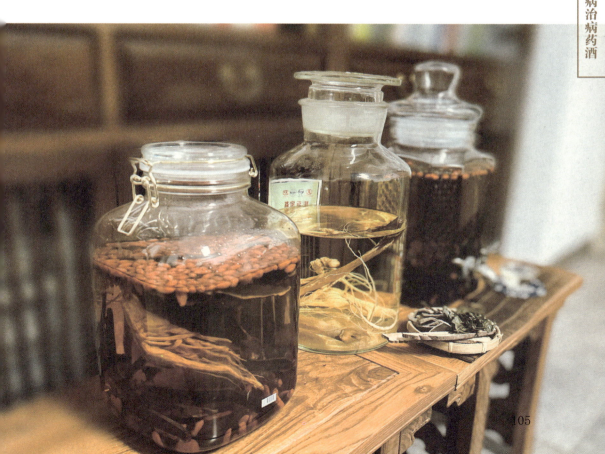

便秘

便秘是指大便次数减少，排便间隔时间过长，粪质干结，排便艰难，或粪质不硬，虽有便意，但便出不畅，多伴有腹部不适的病症。引起病变的原因有久坐少动、食物过于精细、缺少纤维素等，导致大肠运动缓慢，水分被吸收过多，粪便干结坚硬，滞留肠道，排出困难。此外，年老体弱，津液不足；或贪食辛辣厚味，胃肠积热；或水分缺乏；或多次妊娠、过度肥胖等，皆可导致便秘。中医认为，便秘主要由燥热内结、气机郁滞、津液不足和脾肾虚寒引起。相关药酒能够调整脏腑功能，理气通便。

桃仁酒

——《太平圣惠方》

配方组成

桃仁100克　　白酒500毫升

制法

将桃仁捣成泥状，加入白酒，在锅中以文火煮10分钟，即可。

用法

口服。每次服、20～30毫升，日服2次。

使用宜忌

胃孕妇忌用。

功效应用

活血润肤，润肠通便。用于产后血虚便秘，皮肤粗糙、老化等。

双耳酒

——《药酒汇编》

配方组成

白木耳20克

黑木耳20克

米酒1.5升

冰糖40克

制法

将前2味用温水泡发，沥干切丝，备用。另将米酒置容器中，用文火煮沸，再加入双耳丝，煮约30分钟后，取下候冷，密封，浸泡24小时后，过滤去渣，加入冰糖，融后即成。

用法

口服。每次服20～30毫升，日服2次。

功效应用

滋阴生津，益气补脑。用于体虚气弱，大便燥涩，虚热口渴，食欲缺乏，腰酸等症。

秘传三意酒

——《松崖医经》

配方组成

枸杞子500克

生地黄500克

火麻子仁300克

白酒3.5升

制法

将前3味捣碎，入布袋，置容器中，加入白酒，密封，浸泡7日后，过滤去渣即可饮用。

用法

口服。每日适量饮用，中病即止。

功效应用

滋阴润燥。用于阴虚血少，头晕口干，大便偏干燥等症。

芝麻枸杞酒

——《临床验方集》

配方组成

黑芝麻（炒）300克　　生地黄300克

枸杞子500克　　火麻仁150克

糯米1500克　　酒曲120克

制法

将前4味加工碾碎，置砂锅中，加水3升，煮至2升，取汁候冷。糯米蒸熟，候冷后置容器中，加入药汁和酒曲（先研末）拌匀，密封，置保温处酿酒14日，酒熟启封，压去糟渣，即成药酒。备用。

用法

口服。每次服30～50毫升，日服3次，或适量温服，勿醉为度。

功效应用

肝肾，补精髓，养血益气，调五脏。用于大便秘结，虚羸黄瘦，食欲缺乏，腰膝酸软，遗精，视物模糊，须发早白。

黄连绿豆枸杞酒

——《寿世青编》

配方组成

黄连20克　　绿豆20克

枸杞子20克　　白酒500毫升

制法

将绿豆捣碎，黄连切成小片；把绿豆、黄连与枸杞子、白酒共放入干净带盖的容器中，密封浸泡12天即可。

用法

每日2～3次，每次15毫升。

功效应用

清热，利湿，明目。用于体内湿热引起的面赤，口渴，烦躁，便秘等。

使 用 宜 忌

脾胃虚寒者忌用，阴虚津伤者慎用。

芝麻杜仲酒

——《药酒汇编》

配方组成

黑芝麻（炒）12克

杜仲

怀牛膝各12克

丹参6克

白石英6克

白酒500毫升

制法

将前5味捣碎，除芝麻外，余药入布袋，置容器中，加入酒和芝麻，搅拌均匀、密封，浸泡14日后，过滤去渣，即成。

用法

口服。每次空腹温服15毫升，日服3次。

功效应用

补肝肾，益精血，坚筋骨，祛风湿。用于大便秘结，腰腿酸软，精血亏损，筋骨痿软，头晕目眩，风湿痹痛等症。

胃痛

胃痛又称胃脘痛，是以上腹部反复发作性疼痛为主的症状。由于疼痛部位近心窝部，古人又称"心痛""胃心痛""心腹痛""心下痛"等。疼痛多是因"不通"，即不通则痛，其病因繁多，却以气滞与瘀血为多见。

中医在临床治疗时将胃痛分为虚证、实证，实证以寒凝气滞、饮食积滞、肝郁气滞、瘀血阻络为多，虚证则以脾胃虚寒为常见。对于寒凝气滞、脾胃虚寒者，药酒用之尤宜。如淫羊藿肉桂酒、人参药酒等。对肝胃不和引起的胃痛，常用佛手、玫瑰花等行气得药物配制药酒，借酒性以行药势，如佛手酒等。血瘀阻络者，可用活血化瘀药配方，如丹参酒等。

香菜酒

——《民间验方》

配方组成

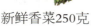
新鲜香菜250克

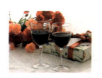
葡萄酒500毫升

制法

将香菜切段，投入葡萄酒中，密封浸泡5日，去香菜，饮葡萄酒。

用法

每日2次，每次15～20毫升，或胃痛发作时温服20毫升。

功效应用

温中和胃，理气止痛。用于胃寒疼痛。

玫瑰露酒

——《东方药膳》

配方组成

鲜玫瑰花350克　　白酒1.5升　　冰糖200克

功效应用

疏肝理气，止痛和胃。用于肝胃不和所致胃脘胀痛或刺痛，连及两胁，嗳气频繁，食欲不振等症。

制法

先将鲜玫瑰花置容器中，加入白酒和冰糖，密封，浸泡1个月以上，过滤去渣，用瓷坛或玻璃瓶贮存密封即成。

用法

随意饮，每次饮1~2小盅。

肉桂酒

——《道藏·急救仙方》

配方组成

肉桂30克　　白酒适量

功效应用

温经散寒，活血通脉。用于胃寒、胃气痛等，亦可用于心绞痛。

制法

将肉桂研细末，装瓶密封备用。需要时，取肉桂末，与白酒同煎至半盏，去渣，即可。

用法

口服。每次病发，趁热服。

佛手酒

——《食物疗法》

配方组成

佛手300克

白酒1升

制法

将佛手洗净，用清水润透后切片，再切成1厘米正方形小块，待风吹略收水汽后，放入坛（瓶）内，然后注入白酒，封口浸泡。每隔5天摇动1次，10天后即可开坛，滤去药渣即成。

用法

口服。每次服用3～5毫升。

功效应用

疏肝理气，和脾温胃。用于胃气虚寒，胃腹冷痛，慢性胃炎。

灵脂酒

——《奇效良方》

配方组成

五灵脂50克

延胡索50克

没药50克

黄酒适量

制法

将左药加工成细末，盛瓶备用。

用法

取药末6克，以黄酒30毫升，混合搅拌，调匀顿服。每日3次。

功效应用

散瘀止痛。用于血瘀引起的胃痛。

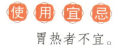
胃热者不宜。

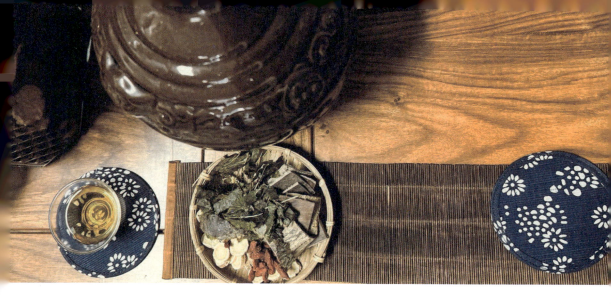

淫羊藿肉桂酒

——《普济方》

配方组成

淫羊藿100克

陈皮15克

淡豆豉30克

连皮槟榔3枚

黑豆30克

肉桂30克

生姜3片

葱白3根（切）

黄酒1升

制法

将左药捣碎，以干净纱布袋盛，扎紧袋口，浸于酒中，密封。用小火隔水蒸4～5小时，取出候冷即可饮用。

用法

口服。每日早、晚各温服10～20毫升。

功效应用

温补脾肾，散寒止痛。用于脾肾两虚，脘腹冷痛，食欲不佳，腰酸体弱。

使用宜忌

支气管哮喘发作期、心脏病引起的咳喘均禁用。

第三章 内科疾病治病药酒

泄 泻

泄泻是以大便次数增多，粪质稀薄，甚至泻出如水样为临床特征的一种脾胃肠病证。泄与泻在病情上有一定区别，粪出少而势缓，若漏泄之状者为泄；粪大出而势直无阻，若倾泻之状者为泻，然近代多泄、泻并称，统称为泄泻。在临床表现上，泄泻又分寒湿泄泻、湿热泄泻、伤食泄泻、脾肾虚泻等类型。药酒用于这类疾病，以寒者用之为多，如党参酒等。

地瓜藤酒
——《药酒汇编》

配方组成

地瓜藤根750克

白酒1.5升

制法
将上药切碎，置容器中，加入白酒，密封，浸泡7日后，过滤去渣，即成。

用法
口服。每次服30毫升，日服2次。

功效应用
行气清热，活血除湿。用于腹泻，痢疾，消化不良，黄疸，白带，痔疮等。

回阳酒

——《药酒汇编》

配方组成

肉桂30克

公丁香30克

樟脑30克

白酒500毫升

制法

将前3味捣碎，入布袋，置容器中，加入白酒，密封每日振摇1次，浸泡15天后，过滤去渣备用。

用法

口服。每次用温开水冲服10毫升，日服2次。同时亦可用药棉球蘸药酒外擦肚脐和腿痛处。

功效应用

回阳救逆，温经散寒。用于急性腹痛，呕吐，泄泻，两腿挛急疼痛。

党参酒

——《药酒验方选》

配方组成

党参1支

白酒500毫升

制法

将党参拍出裂缝，置于干净容器中，用白酒浸泡，密闭容器，14日后开启饮用。

用法

口服。每次10～20毫升，早晚各1次。

功效应用

健脾补气。用于脾虚泄泻，食少便溏，倦怠乏力。

第三章 内科疾病治病药酒

大蒜酒

——《验方》

配方组成

大蒜1个

红糖10克

白酒50毫升

制法

将左3味同煎至沸，去渣备用。

用法

口服。1次顿服，日服1～2剂。

功效应用

祛风散寒，解毒止泻。用于感受风邪，发病突然，证见恶风、自汗、头痛发热、泄泻如水。

荔枝酒

——《药酒汇编》

配方组成

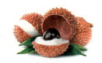
鲜荔枝肉（连核）500克

白酒1升

制法

将左药置容器中，加入白酒，放于阴凉处，密封，浸泡7日后即成。

用法

口服。每次服20～30毫升，日服2次。

功效应用

益气健脾，养血益肝。用于脾胃虚寒，中气不足所致的胃脘痛及泄泻、食欲缺乏、妇女子宫脱垂、寒疝等症。

白药酒

——《良朋汇集》

配方组成

 茯苓15克　　 白术15克　　 天花粉15克

 怀山药15克　 芡实15克　　 牛膝15克

 薏苡仁15克　 白豆蔻9克　　 白酒5升

制法

将前8味捣碎，入布袋，置容器中，加入白酒，密封，隔日摇动1次，浸泡14日后，过滤去渣即成。

用法

口服。每次服15～20毫升，日服2次。

功效应用

健脾燥湿。用于脾虚食少，食后腹满，小便不利，大便溏泄。

使用宜忌

支气管哮喘发作期、心脏病引起的咳喘均禁用。

第三章　内科疾病治病药酒

腹胀腹痛

腹胀是指腹部胀满，腹痛是指胃脘以下、耻骨毛际以上部位发生疼痛，二者有时可同时存在。腹胀属虚者多因脾胃虚弱，脾阳失运所致，属实者多因热结肠胃所致。腹痛常因感受六淫之邪、虫积、食滞所伤，气滞血瘀，或气血亏虚、经脉失荣等引起。

治疗本病的药酒，常用吴茱萸、丁香、附子、肉桂、姜、豆蔻等药配成，多用于寒性腹痛腹胀，如茱萸姜豉酒等。寒实内结，胀满疼痛俱重者，在配制药酒时，又常加用除积导滞之品，如屠苏酒、秦艽酒等，在使用时须加以注意。

虎杖桃仁酒 ——《药酒汇编》

配方组成

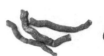
虎杖根60克

桃仁9克

黄酒500毫升

功效应用

破瘀通经，利湿祛风。用于猝发腹痛，痛不可忍等。

制法

将前2味共捣烂，置容器中，加入黄酒，密封，浸泡3日后，过滤去渣，备用。

用法

口服。每次服50毫升，日服3次。

茱萸姜豉酒

——《外台秘要》

配方组成

吴茱萸100克

生姜150克

豆豉50克

白酒500毫升

制法

将前3味捣碎，置容器中，加入白酒，密封，浸泡7日后，过滤去渣，备用，或将上药与酒同煮至半，去渣备用。

用法

口服。每次服10毫升，不效再服。

功效应用

温阳散寒，疏肝理气。用于寒性腹痛。

阿硼酒

——《医学文选·祖传秘方验方集》

配方组成

阿魏150克

硼砂150克

白酒1800毫升

制法

将前2味共研细末，纳入猪膀胱内，再将白酒注入，然后将膀胱口扎紧，待用。

用法

口服。每次服50毫升，日服3次。

功效应用

温通逐水，顺气消胀。用于腹胀。

救急药酒

——《中国当代中医名人志》

配方组成

 肉桂15克

 公丁香15克

 北细辛10克

 砂仁10克

 豆蔻10克

 草果10克

 樟脑125克

 白酒500毫升

制法

将前7味研细，置容器中，加入白酒，密封，浸泡1周后，过滤去渣，瓷瓶收贮备用，或灌装在5毫升玻璃瓶中蜡封口备用。

用法

口服。每次服5～10毫升，温开水送服。

功效应用

醒神开窍，行气止痛。用于暑月贪凉饮冷、过食瓜果生冷以致腹痛、呕吐、泄泻、头痛、恶寒、肢冷等症。

头 痛

头痛是临床上常见的一种症状可由多种疾病引起。中医认为"头为诸阳之会",五脏精华之血,六腑清阳之气皆上汇于此,故凡外感六淫之邪或脏腑经络病变都可引起头痛,因而临床上将头痛分为外感头痛和内伤头痛两大类。因外感而引起的头痛,多为风邪所致或夹有风邪,而酒能辛散风邪,故多用酒与其他疏风止痛药物相配,用于治疗外感头痛。头痛因内伤引起者有血瘀、血虚、痰浊、气虚、肝阳上亢等原因起的头痛,因酒能温通经络、散瘀血,故尤宜于治疗血瘀头痛,以及病久入络的头风病。

红花川芎酒 ——《食物疗法》

配方组成

红花10克

川芎10克

川牛膝10克

白酒500毫升

功效应用

活血化瘀,通经止痛。用于血瘀经络之头痛、身痛、心痛、痛经,以及跌打损伤所致的痛症。

制法

川芎、川牛膝切片,与上等红花共同装入酒瓶中浸泡,密封瓶口,每天摇晃数次,1周后即可饮用。

用法

口服。每次服用10～15毫升。

使用宜忌

有出血倾向者忌服。

天舒药酒

——《宣明论方》

配方组成

川芎50克

天麻50克

白酒750毫升

功效应用

行气活血,平肝潜阳。用于血瘀所致血管神经性头痛。症见头痛日久,痛有定处,或兼头晕,夜寐不安。

制法

川芎、天麻洗净切成薄片,用白酒浸泡,密封容器,每两日将容器振荡1次,14日后即可开封饮用。

用法

口服。每日早、中、晚各服15毫升。

使用宜忌

孕妇及妇女月经过多者忌用。

白芷藁本酒

——《经验方》

配方组成

白芷15克

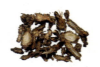
藁本15克

川芎15克

羌活15克

米酒500毫升

功效应用

辛温解表,祛风止痛。用于外感风寒,头痛身疼。

制法

左药打碎成粗粉,白纱布口袋装,扎口,用米酒浸泡10分钟,加热煮沸后转小火再煮5~10分钟,熄火,待凉后将药袋压榨取汁与药酒合并,即成。

用法

温服。每次30毫升,每日3次。

使用宜忌

外感风热,咽喉肿痛者不宜用。

眩晕

眩晕即头晕眼花，眩者目昏眩，晕者头旋转。眩晕是临床常见症状，多见于高血压、低血压、贫血、脑血管病以及美尼尔氏症等病的过程中。眩晕发作时，轻者闭目可止，片刻即过；重者不能站立，并常伴恶心、呕吐、汗出，以致昏仆等症。其病因或外感六淫，或内伤七情，致使阴阳气血失和而发作。对那些久病内伤，反复发作的患者，可选用药酒治疗，尤其是对于血压高、肝肾阴虚、肝阳上亢而又嗜酒的患者，最为适合。治疗本症的药酒常选用菊花、枸杞子、熟地黄、生地黄、当归、杜仲、黄芩、山茱萸、山药、天麻、石菖蒲、桑椹、五味子、丹参、防风等药物。

第三章　内科疾病治病药酒

首乌苡仁酒

——《民间百病良方》

配方组成

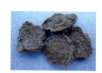

何首乌（制）90克　　薏苡仁60克　　白酒500毫升

功效应用

养血，祛风湿。用于血虚眩晕，风湿腰痛，四肢麻木。

制法

将何首乌切片与薏苡仁同置容器中，加入白酒，密封，浸泡14日后，过滤去渣，即成。

用法

口服。每次服15～30毫升，日服2次。

人参大补酒

——《临床验方集》

配方组成

人参1克

熟地黄5克

枸杞子18克

白酒500毫升

制法

将前3味捣碎，入布袋，置容器中，加入白酒，密封，浸泡15日后，过滤去渣，加入冰糖，即成。

用法

口服。每次服20毫升，日服2次。

功效应用

大补元气，滋肝明目，安神延年。用于身体虚弱，头晕目眩，神经衰弱，腰膝酸软等。

归元酒

——《药酒汇编》

配方组成

当归30克

甘菊花30克

龙眼肉180克

枸杞子60克

白酒1.5升

制法

将前4味捣碎，入布袋，置容器中，加入白酒，密封，浸泡21日后，过滤去渣，即成。

用法

口服。每次服15～30毫升，日服2次。

功效应用

补虚益损，养血安神。用于头晕目眩，心悸不安，血虚乏力。

杞圆药酒

——《元汇医镜》

配方组成

 牛膝90克
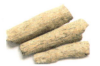 杜仲90克
 五加皮90克
 枸杞子120克

 龙眼肉120克
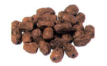 大枣500克
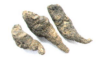 生地黄120克
 当归120克

 红花30克
 白糖1千克
 甘草30克
 金银花90克
 白酒7.5升

制法
以水煎药取浓汁，再兑入酒，也可按一般热浸法制取。

用法
每日饮1盅，不可过量饮用。

功效应用
滋补肝肾，强壮筋骨，活血养神。用于精血不足，腰膝无力，筋骨不利，头晕目眩，心悸失眠等症。

使用宜忌
该方因药平和，体质偏于肝肾虚弱者，无明显症状，也可使用。

失眠健忘

失眠通常指入睡困难或睡眠障碍（易醒、早醒和再入睡困难）。造成失眠的原因较多，常由七情所伤、心脾两虚、痰热内扰、胃气不和、血虚肝旺以及外感邪热等造成。健忘则为记忆减退，容易忘事。中医认为"心主神明"，故健忘和失眠在中医病症中都属于心系疾病，与心血不足，神明失舍有关。所以，中医治疗失眠健忘多从养心安神入手。治疗失眠的药酒，大多适用于以虚证表现为主者，如肝肾不足、心脾两虚、血虚肝旺等证。

鸡子阿胶酒 ——《永乐大典》

配方组成

鸡子黄4枚

阿胶40克

青盐适量

黄酒500毫升

功效应用

滋阴补血，养心安神。用于心悸失眠，体虚乏力，耳鸣目暗等病症。

制法

将鸡蛋打破，按用量去清取黄，备用。将黄酒倒入坛中，置文火上煮沸，下入阿胶，化尽后再下入鸡蛋黄（先搅化），青盐拌匀。再煮数沸即离火，待冷后，取出入净器中，静置备用。

用法

口服。每次适量温饮，每日早晚各服1次。

使用宜忌

本方用于一般病后体虚的辅助治疗，颇有疗效。

宁心酒

——《药酒与滋膏》

配方组成

龙眼肉500克

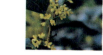

桂花120克

白糖240克

白酒5升

制法

浸泡，封固经年，愈久愈佳，其味清美香甜。

用法

每随量饮，不可喝醉。

功效应用

安神益智，宁心悦颜。用于用脑过度，精神不振，面色萎黄，失眠健忘，心悸怔忡。

竹叶酒

——《本草纲目》

配方组成

淡竹叶150克

糯米500克

甜酒曲适量

制法

将竹叶煎煮取汁，以药汁浸米，同煮熟，摊凉后，加入甜酒曲，拌匀，置温暖处发酵，做成甜酒酿服用。

用法

口服。每日2次，每次20～30毫升。

功效应用

清心除烦。用于热病后心烦，难以入寐，并有通利小便作用。

使用宜忌

阳虚内寒，症见怕寒、肢冷、下利、水肿、脉沉者忌服。

第三章 内科疾病治病药酒

人参固本酒 ——《竹堂经验方》

配方组成

 人参60克
 何首乌60克
 枸杞子60克
 生地黄60克
 熟地黄60克

 麦冬60克
 天冬60克
 当归60克
 茯苓30克
 白酒6升

制法
将上药捣为碎末，用白纱布袋盛之，置于净坛中，入白酒浸泡，加盖再放在文火上煮沸，约1小时后离火，待冷后密封。7日后开启，去渣装瓶备用。

用法
每日2次，每次10～20毫升，早晚空腹服温饮。

功效应用
补肝肾，填精髓，益气血。用于头晕目眩，失眠健忘，精神萎靡，食欲不振，腰膝酸软，体倦无力等症。

丹参酒 ——《中药制剂汇编》

配方组成

 丹参300克
 米酒适量

制法
将丹参切碎，加米酒适量浸渍15天，过滤取浸出液，压榨残渣，浸液与压榨液合并，加米酒适量至1升，过滤后装瓶备用。

功效应用
养血安神。用于神经衰弱，记忆力衰退，怔忡失眠。

用法
每日3次，每次10毫升，饭前温服。

面 瘫

面瘫，即面神经麻痹。中医称为"口眼㖞斜"，春、秋两季发病较高。可发生于任何年龄，而多数患者为20～40岁，男性略多。导致面瘫的原因很多，中医认为多由脉络空虚，风寒之邪乘虚侵袭阳明、少阳脉络，导致经络受阻所致。

牵正独活酒

——《药酒验方选》

配方组成

独活50克

白附子10克

大豆200克

白酒1升

制法

将前三味研碎，置容器中，加入白酒，密封，隔水煮1小时，或用酒煮至数沸后过滤去渣，备用。

用法

口服。每次10～15毫升，日3次，或早、晚随量服之。

功效应用

祛风通络。用于面瘫（口眼㖞斜）。

桂防酒

——《山西中医》

配方组成

 桂枝30克
 川芎30克
 防风50克
 当归50克
 白芍50克
 香附50克
路路通50克　薄荷梗20克　60%乙醇1升

制法

将上药加60%乙醇（酒精）浸泡2周后即可取用。

用法

外用，取两组穴位：阳白、颧髎、地仓；太阳、下关、颊车交替使用。针刺得气后出针，在针刺穴位处按上自制药罐，用针筒抽出罐中空气，使其形成负压，再经罐内注入药酒液3毫升，每次30分钟，每2日1次，10次为1个疗程。

功效应用

祛风活血。用于面瘫。

使用宜忌

外用，严禁内服。

常春藤酒

——《贵阳民间草药》

配方组成

常春藤15克

白风藤15克

钩藤7个

白酒500毫升

制法

将前3味切碎，置容器中，加入白酒，密封，浸泡10～20日后，过滤去渣，即成。

用法

口服。每次服10～20毫升，日服2次。

功效应用

祛风止痉。用于（面瘫）口眼㖞斜。

息风止痉酒

——《民间百病良方》

配方组成

天麻15克

钩藤15克

羌活10克

防风10克

黑豆（炒）30克

黄酒200毫升

制法

将前5味研为粗末，置容器中，加入黄酒，密封，置火上烧沸即止。过滤去渣，候温，备用。

用法

口服。每日1剂，分2次服或徐徐灌服。

功效应用

息风止痉。用于面瘫，并治中风口噤，四肢强直，角弓反张，肌肤麻木。

中风

中风，以突然昏仆，口眼㖞斜，半身不遂为临床特征，发病轻者，亦可无昏仆而仅见口眼㖞斜，半身不遂，或兼言语不利。因其病起急骤，变化迅速，与自然界风之善行而数变相类似，故名中风，亦称脑卒中。本病多由肝肾不足，血虚失养，痰热上扰，肝风内动等引发。药酒治疗本病主要用于治疗中经络者，以及中风后遗症者。本病急性期不宜用药酒治疗，此外，对有高血压和脑出血患者应慎用。

芥子酒 ——《本草纲目》

配方组成

白芥子250克　　白酒1升　　黄酒2～3升

功效应用

温中散寒，利气豁痰。用于痰饮咳喘，胸胁胀满疼痛，反胃呕吐，中风不语，肢体痹痛麻木等症。

制法

将白芥子研成粗末，装入纱布袋内，放入干净的器皿中；倒入白酒浸泡3日，再入黄酒或米甜酒浸泡3日；去掉药袋，澄清后即可饮用。

用法

口服。每日2次，每次20～30毫升。

定风酒

——《随息居饮食谱》

配方组成

天冬50克　麦冬50克　生地黄50克　熟地黄50克　牛膝15克　桂枝15克

川芎30克　秦艽30克　五加皮25克　蜂蜜500克　红糖500克　陈醋500毫升　白酒2升

制法

将上药装入纱布袋中，扎紧，备用。将白酒倒入瓷罐中，放入蜂蜜、红糖、陈醋，搅匀；然后放入药包，用豆腐皮封口，压上大砖，隔水蒸煮3小时后，将药酒罐埋土中，7日后，即可取出饮用。

用法

口服。每次20～30毫升，每日早晚各1次。

功效应用

滋补肝肾，活血祛风。用于脑卒中口眼㖞斜，舌强语謇，或手足重滞，甚则半身不遂。

使用宜忌

服降压药物后血压仍高不能控制者忌用。

乌鸡酒

——《饮膳正要》

配方组成

雄乌鸡1只　　　白酒2.5升

制法

先将鸡烫洗去毛，开膛，去肠杂，洗净，用酒煮鸡，将酒熬至1升，去鸡，取酒。

用法

口服。每日1～3次，佐餐饮，或定时饭前饮。

功效应用

活血养血，柔筋通络，息风。用于肢体或肌肤麻木，关节僵直等症。

坐骨神经痛

坐骨神经痛是指以坐骨神经通路及其分布区的疼痛为主的病症。多见腰部、臀部、大腿后侧、小腿后外侧及足背外侧疼痛。中医认为，坐骨神经痛发作受内、外因影响，内因是肝肾不足、气血虚弱、营卫不固；外因是风寒湿邪入侵，外邪阻塞于经络中，不通则痛。所以，坐骨神经痛的治疗原则是益气补血、祛风散寒、活血化瘀、祛湿通络。

乌头黄芪酒 ——《中医药研究》

配方组成

川乌（制）20克　草乌（制）20克　广地龙50克　黄芪60克　红花15克

寻骨风20克　伸筋草20克　当归60克　五加皮60克　白酒1.5升

制法
将上药加入白白酒中密封，浸泡5日后即可启用。

用法
口服。每次服10～15毫升，每日早、晚各服1次。

功效应用
温经通络，搜风利湿，扶正固表。用于急、慢性坐骨神经痛。

舒心镇痛酒

——《新中医》

配方组成

秦艽15克　羌活15克　当归15克　伸筋草15克　天南星15克　薏苡仁15克

桂枝10克　全蝎10克　木瓜20克　川牛膝20克　海马2只　蜈蚣4条　白酒1.5升

制法

将上药入盆中用冷水浸湿，滤干水分后置入瓦罐，加进白酒，罐面口上用白纸覆盖，然后用细沙包压在纸上面，将药罐移至文火上煎熬，见纸边冒汗（蒸汽露珠），随即端去药罐，冷却后滤去药渣，取液装瓶备用。

用法

口服。每次服20～30毫升，每日早、晚各服1次，15日为1个疗程。

功效应用

祛风通络，活血止痛。用于坐骨神经痛。

复方鸡血藤酒

——《民间百病良方》

配方组成

 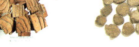

鸡血藤120克　川牛膝60克

桑寄生60克　白酒1.5升

制法

将上药研为粗末，用纱布袋装，入白酒中浸泡，14日后即得。

用法

口服。每次服20毫升，日服2次。

功效应用

养血活血，舒筋通络。用于筋骨不舒疼痛，腰膝冷痛，跌打损伤，风寒湿痹。

冠心病

冠心病是冠状动脉硬化性心脏病的简称，为中老年人常见病之一。心绞痛是冠心病的一个类型，以胸骨后（膻中部位）和左胸部疼痛为主要表现，常伴有胸闷气憋，是由于心脏的冠状动脉硬化，阻塞血流，心肌缺血缺氧所致。心绞痛中医称之为卒心痛、真心痛，中医病因病机常有寒凝、血瘀、热结、痰阻、气滞，以及阴阳气血偏虚等。

用药酒治疗冠心病、心绞痛，在中国有悠久的历史，早在汉代张仲景就将酒用于治疗胸痹，创造了瓜蒌薤白白酒汤等名方。后世医家又有发展，创制了不少药酒方，其中以温通化瘀行气较为普遍，用于治疗寒凝、血瘀、气滞等原因引起者，传统药酒例如肉桂酒、干姜酒、丹参酒等。近年来又有许多新的药酒问世。

灵芝酒

——《中国古代养生长寿秘法》

配方组成

灵芝100克

白酒1升

制法

将灵芝洗净，切成细碎块，置于净瓶中，入白酒浸泡15日以上。

用法

每日1～2次，每次半小杯（约5毫升）。

功效应用

滋补强壮，助消化。用于身体虚弱，智力减退。治疗冠心病、心绞痛、神经衰弱、老年慢性气管炎、肝炎等，体弱老人可久服。

灵丹三七酒

——《民间验方》

配方组成

灵芝片30克

丹参15克

三七5克

白酒500毫升

制法
将上药轧碎，放入酒中，加盖密封浸泡，每天摇动1次，15天后可以服用。

用法
口服。每日2次，每次15～20毫升。

功效应用
益气，活血。用于治疗冠心病，高血脂，动脉硬化。

干姜酒

——《药酒汇编》

配方组成

干姜30克

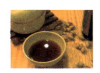
黄酒500毫升

制法
将干姜捣碎，置砂锅内，加入黄酒，煮沸至300毫升，过滤去渣备用。

用法
口服。每次服20毫升，日服2次。

功效应用
温中逐寒，回阳通脉。用于心腹冷痛，吐泻，肢冷脉微；寒饮喘咳；风寒湿痹；阳虚呕吐，或吐衄，便血；老人冷气心痛，举动不得。

使用宜忌
热性诸症忌服。

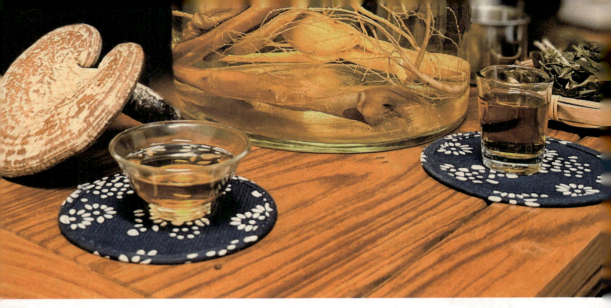

丹参桃红酒

——《民间验方》

配方组成

丹参20克　　红花10克

桃仁10克　　川芎5克　　地龙5克

当归6克　　黄酒300毫升　　水300毫升

制法

将上述各药加入酒、水，一同煎煮20～30分钟，去渣，分为2份。

用法

口服。每日2次，每次1份，温热顿服。

功效应用

活血通经，化瘀止痛。适用于冠心病，轻度心绞痛。

使用宜忌

孕妇及月经期妇女不宜服用。

风湿性关节炎

中医把风湿病归为痹病,属于"痹症""历节风"范畴,有风痹、寒痹、湿痹及热痹(急性风湿热)四型。风痹型关节炎的特点是关节疼痛游走不定;湿痹型关节炎的特点是湿邪内侵影响关节,关节拘挛,屈伸不利,活动不便,肢体沉重;热痹型关节炎的特点是关节红肿灼热,疼痛拒按,伴有发热、出汗、口渴、尿短赤等热证;寒痹型关节炎喜热怕凉,局部拘挛,痛如锥刺,痛处不移。该病的治疗原则是正气固卫、祛风散寒、化寒温通。

牛膝独活酒 ——《备急千金要方》

配方组成

牛膝45克

独活25克

桑寄生30克

秦艽25克

杜仲40克

人参10克

当归35克

白酒1升

制法
诸药洗涤后切碎,放入纱布袋中,缝口,置入酒中。浸泡30日后,过滤,去渣备用。

用法
每日1次,每次10~30毫升,以巳时(上午9-11时)服用为佳。

功效应用
补气血,益肝肾,祛风湿,止腰腿痛。用于腰腿疼痛,发凉,腿足屈伸不利,麻木,肝肾两亏,风寒湿痹。

丁公藤风湿药酒

——《中国药典》

配方组成

 丁公藤1千克
 桂枝30克
 麻黄37.5克
 羌活3克
 当归3克

 川芎3克
 白芷3克
 补骨脂3克
 乳香3克
 猪牙皂3克

 陈皮13克
 苍术3克
 厚朴3克
 香附3克
 木香3克

 枳壳20克
 白术3克
 山药3克
 黄精8克
 菟丝子3克

 小茴香3克
 苦杏仁3克
 泽泻3克
 五灵脂3克
 蚕沙6.5克
 白酒4.25升

制法

丁公藤蒸2小时后，与其他24味药，置容器内，加入白酒，密闭浸泡，浸泡期间加温2～5次，每次使浸泡液达35℃，浸泡40天，滤过即得。

功效应用

祛风除湿，活血止痛。用于风寒湿痹，手足麻木，腰腿酸痛，跌仆损伤。

用法

口服，1次10～15毫升，1日2～3次；外用，擦患处。若有肿痛黑瘀，用生姜捣碎炒热，加入药酒适量，擦患处。

使用宜忌

孕妇禁内服，可外擦患处，但忌擦腹部。

雪莲花酒

——《食物疗法》

配方组成

雪莲花90克

白酒500毫升

制法
将雪莲花泡入白酒中，密封盖严，每日摇动数次。7日后即可饮用。

用法
口服。每晚睡前服15毫升，不可过量。

功效应用
兴阳壮肾，除风湿。用于风湿性关节炎，肾虚阳痿。

使用宜忌
下焦湿热者不宜服用。

生石斛酒

——《外台秘要》

配方组成

石斛1500克

牛膝500克

杜仲400克

丹参400克

生地黄1500克

酒10升

制法
以上5味药，用绢袋盛，加白酒入器中渍7日。

用法
饭前温服60毫升，日服3次夜服1次。

功效应用
利关节，坚筋骨。用于风痹脚弱，腰胯疼冷。

使用宜忌
忌芜荑。

痿症

痿症是指肢体筋脉弛缓，手足痿软无力的一种病症。引起痿症的原因有热病伤阴，筋脉失养；或湿热浸淫筋脉肌肉；或肝肾阴亏，精血不足；或瘀血阻滞经络，筋脉失养等。中医根据具体的临床表现，分为皮痿、骨痿、筋痿、肉痿和脉痿等。《黄帝内经》有"脾主四肢肌肉""肝主筋"等说法，因此治疗痿症多从补脾、滋肝肾为主，同时常配合活血化瘀通络；如伴有风湿者，还当祛风除湿。常用的药酒有当归酒等，可根据临床表现分别选用。

当归酒

——《本草纲目》

配方组成

当归500克

酒曲适量

制法

将当归加水2.5升，煎煮至1.5升，出锅待冷；酒曲压成细末，入药汁内，搅拌均匀，装坛，密封，置温暖处，令发酵，10日后即可服用。

功效应用

养血柔筋。用于筋骨痿软，疼痛，以及女子月经不调等。

用法

每服20毫升，日服2次，可据酒量酌饮。

千年健酒

——《民间验方》

配方组成

千年健20克

白酒1升

功效应用

祛风除湿，强筋健骨。用于风湿痹痛，筋骨无力，年老下肢痿软，行走不便等。

制法

将千年健切碎，装酒瓶中，倒进白酒，加盖密封浸泡10天，每天摇动1次，7天后过滤澄清即可。

用法

口服。每日2次，每次20毫升。

独活大豆酒

——《民间验方》

配方组成

独活50克

大豆30克

白酒250毫升

功效应用

祛风除湿，活血止痛。用于风寒湿痹，腰膝酸痛，手脚痉挛，肿痛等。

制法

将独活研碎，放入瓷锅用酒煎（小火）至100毫升；大豆大火炒热，趁热投入药酒中。将药酒密封7天后，过滤去渣留液备用。

用法

口服。每日3次，每次温饮20毫升。

使用宜忌

阴虚血燥者慎服。

杜仲酒

——《古今图书集成》

配方组成

杜仲（炒）50克

淫羊藿25克

怀牛膝25克

附子（制）25克

独活25克

白酒1升

制法

上药粉碎成粗粉，纱布袋装，扎口，用白酒浸泡。14日后取出药袋，压榨取液。将榨得的药汁与药酒混合，静置，过滤后即得。

用法

饭前空腹温饮。每次10～20毫升，每日2次。

功效应用

补肝肾，强筋骨，祛风湿。用于筋骨痿软，腰膝无力，周身骨节疼痛。

使用宜忌

孕妇及溃疡病患者忌饮此酒。

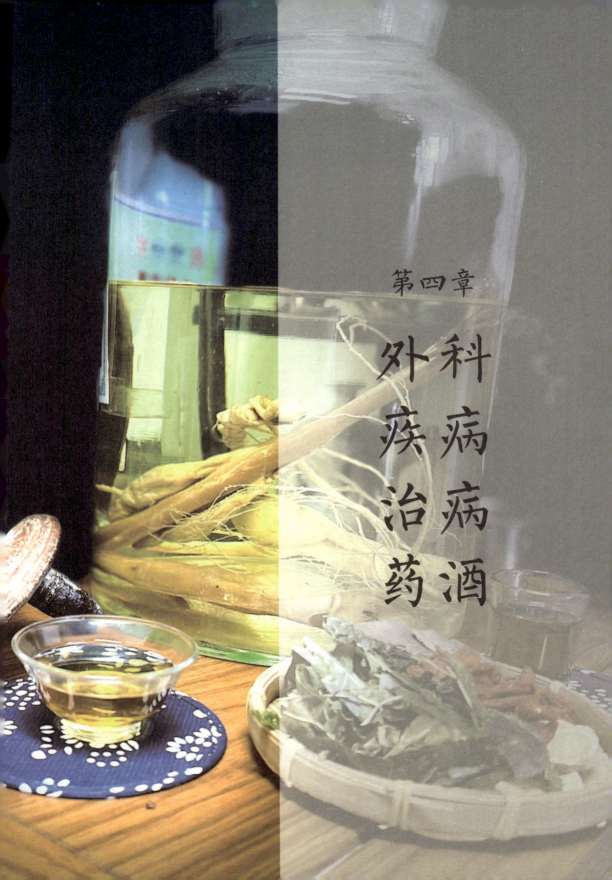

第四章 外科疾病治病药酒

颈椎病

颈椎病，是由于颈部长期劳损，颈椎及其周围软组织发生病理性改变或骨质增生等，导致颈神经根、颈部脊髓、椎动脉及交感神经受到压迫或刺激而引起的一组复杂的症候群。其主要症状是颈部疼痛、感觉发木，有的人会有头晕、恶心的症状。中医一般都从补肝肾、强筋骨、活血舒筋入手治疗颈椎病，选用药酒应在辨证论治的基础上根据不同情况而定。

羌活防风酒

——《经验方》

配方组成

羌活30克

防风30克

姜黄20克

当归15克

赤芍20克

黄芪20克

甘草（炙）10克

白酒1.5升

制法

左药粉碎成粗粉，纱布袋装，扎口，用白酒浸泡。14日后取出药袋，压榨取液。将榨得的药液与药酒混合，静置，过滤，即得。

用法

口服。每次20毫升，每日2～3次。

功效应用

祛风胜湿，益气活血。用于颈椎病，也用于颈项、肩臂疼痛，肢麻不适或头晕目眩等。

鹿丹酒

——《民间验方》

配方组成

鹿衔草30克

丹参30克

熟地黄30克

当归30克

白芍30克

川芎30克

薏苡仁30克

威灵仙30克

白酒2升

制法
将各药研粗末，入酒中密封浸泡2周，经常摇动，启封后，去药渣，贮瓶备用。

用法
口服。每次15～30毫升，每日2次。

功效应用
补肾通络，养血柔筋。用于颈椎病。

川乌红藤酒

——《民间验方》

配方组成

生川乌15克

生草乌15克

红藤20克

葛根20克

川牛膝15克

甘草12克

白酒500毫升

制法
将各药研粗末，入酒中密封浸泡2周，经常摇动，启封后，去药渣，贮瓶备用。

用法
口服。每日1次，临睡前饮服10毫升。

功效应用
活血通络止痛。用于颈椎病。

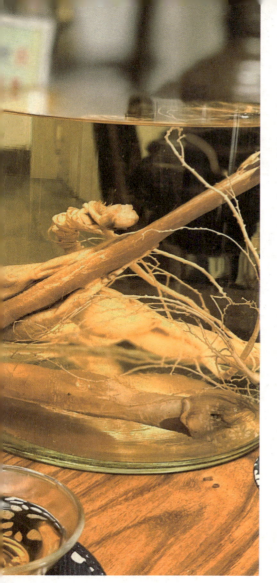

接骨至神酒

——《药酒汇编》

配方组成

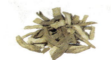
续断25克

骨碎补20克

鸡血藤20克

威灵仙20克

川牛膝15克

鹿角霜15克

泽兰15克

当归10克

葛根10克

白酒1升

◎ 制法

将上药共研为粗末，用纱布袋装，扎口，白酒浸泡。14日后取出药袋，压榨取液，将榨取液与药酒混合，静置，过滤后即得，装瓶备用。

◎ 用法

口服。每次服20毫升，日服2次。

◎ 功效应用

补肝肾，强筋骨，舒筋活血。用于颈椎病。

肩周炎

肩周炎又称漏肩风、五十肩、冻结肩，是以肩关节疼痛和活动不便为主要症状的常见病症。中医认为肩周炎的发病与气血不足、外感风寒湿邪及闪挫劳伤有关，肩周筋脉不畅，致使气血不通而痛，遂生骨痹。药酒可改善患部的血液循环，加速渗出物的吸收，起到通络止痛的作用。

肩痹药酒
——《中国农村医生》

配方组成

 当归15克
 防风15克
 杜仲20克
 牛膝18克
 秦艽18克
 独活18克
 川续断18克
 川芎18克
 生地黄18克
 黄芪12克
 人参12克
 枸杞子12克
 威灵仙12克
 桂枝12克
 细辛6克
 白酒2升

制法

将上药置容器内，加入白酒，密封，浸泡20日，每日搅拌1次。20日后取上清液过滤，加适量白糖，分装备用。

用法

口服。每次服10毫升，每日早、晚各服1次，连服10日为1个疗程。

功效应用

益气补肾，活血祛风。用于肩关节周围炎。

第四章 外科疾病治病药酒

秦艽元胡酒
——《民间验方》

配方组成

 秦艽50克
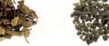 延胡索50克
 草乌（制）10克
 桂枝30克
 川芎30克
 桑枝30克
 鸡血藤30克
 片姜黄25克
 羌活25克
 白酒1升

制法
将前9味捣碎，置容器中，加入白酒，密封，浸泡7～10日后，过滤去渣，即成。

用法
口服，每次饭后温服15～30毫升，日服3次。

功效应用
祛风除湿，温经散寒，通络止痛。用于肩周炎（早期），并治上肢疼痛。

鸡蛇酒
——《四川中医》

配方组成

 鸡血藤30克
 桂枝30克
 杜仲30克
 乌梢蛇20克
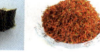 红花10克
 白酒2.5升

制法
将诸药材浸入酒中，5月初封坛埋入50厘米深土中，9月中旬起坛开封。

用法
祛风散寒，行气活血。用于肩关节周围炎。

功效应用
口服。每次20～50毫升，日服3次，并可用药酒外敷按摩治疗。

腰痛

腰痛一病，外感、内伤均可发生，病机为风寒湿热、气滞血瘀壅滞于经络，或肾精亏损、筋脉失养。因腰为肾府，但以肾虚为本，风寒湿热、气滞血瘀为标，虚者补肾壮腰为治，实者祛邪活络为法，临证应分清标本缓急，分别选用散寒、除湿、清热、理气、化瘀、益精、补肾等法，若虚实夹杂，又当攻中兼补，或补中兼攻，权衡施治。配合膏贴、针灸、按摩、理疗等法可收到较好的效果。注意劳逸结合，保护肾精，注重劳动卫生，避免外伤、感受外邪等，有助于预防腰痛的发生。

第四章 外科疾病治病药酒

秦巴杜仲酒 ——《四川民间方》

配方组成

杜仲（炒）20克	茯苓15克	枸杞子20克	杜仲叶20克	牛膝15克
			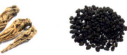	
菟丝子15克	何首乌（制）15克	当归15克	补骨脂（制）15克	白酒1.5升

制法

上药粉碎成粗粉，纱布袋装，扎口，用白酒浸泡。7日后取出药袋，压榨取液。将榨得的药液与药酒混合，静置，过滤，即得。

用法

口服。每次10毫升，每日2～3次。

功效应用

补益肝肾，强健筋骨。用于肝肾不足，腰膝酸软无力，肾虚腰痛。

肾着酒

——《金匮要略》

配方组成

肉桂30克

白术50克

茯苓50克

甘草15克

白酒适量

制法
将诸药共研细末，装瓶备用。

用法
每日3次，每次取药末3~6克，以白酒50毫升调，上文火煮5~6沸，热饮，顿服。

功效应用
通阳利湿。用于肾阳虚，寒湿凝滞腰部脉络引起的身重，腰部冷痛似肿，如坐水中，不渴，小便正常的病症。

胡桃酒

——《寿世青编》

配方组成

核桃仁120克

补骨脂60克

杜仲（炒）60克

小茴香20克

白酒1.5升

制法
杜仲切细，与诸药一起粉碎成粗粉，纱布袋装，扎口，用白酒浸泡。14日后取出药袋，压榨取液。将榨得的药汁与药酒混合，静置，过滤，即得。

用法
口服。每次20毫升，每日2次。

功效应用
补肾，壮筋骨，乌须发。用于肾气虚弱，腰痛如折，或腰间似有物重坠，坐起艰难，或小便频数清长。

杜仲丹参酒

——《外台秘要》

配方组成

杜仲150克　　丹参150克

川芎90克　　白酒3升

制法
将左药材切作1厘米大小的药块，和白酒一同放入干净带盖的容器中。密封浸泡15天，滤去渣后饮用。

用法
口服。每日早、晚各1次，每次15～30毫升。

功效应用
活血行气，益肾补肝。用于腰膝酸痛。

使用宜忌
阴虚火旺者忌服，症见烦躁易怒、两颧潮红、口干。

羌活酒

——《圣济总录》

配方组成

羌活60克　　独活30克　　五加皮40克

生地黄150克　　黑豆200克　　米酒2升

制法
羌活、独活、五加皮3药捣成粗粒；生地黄煎汤，约200毫升左右；黑豆炒熟。将各药入米酒中，黑豆趁热下，置于火上2～3沸，取下候冷，去药渣，过滤备用。

用法
每日2次，每次温饮30毫升。

功效应用
祛风湿，壮腰。用于腰肌劳损，腰痛强直，难以俯仰。

第四章　外科疾病治病药酒

狗脊煮酒
——《圣济总录》

配方组成

狗脊50克　　丹参50克　　黄芪50克　　萆薢50克

牛膝50克　　川芎50克　　独活50克　　附子15克　　白酒2升

制法
上药捣碎，置瓷坛或玻璃瓶中，用白酒浸泡，密封2周后开启，过滤，即得。

用法
口服。每次15～20毫升，每日2～3次。

功效应用
祛风湿，强筋骨，益气活血。用于腰痛强直，不能舒展。

使用宜忌
孕妇忌服。

黑豆紫酒
——《本草纲目》

配方组成

黑豆30克　　续断20克　　黄酒1杯

制法
将断续研切细碎，黑豆炒香熟，2味一同加黄酒煎煮至半杯。

用法
口服。每日1～2次，温热1次顿服。

功效应用
解痉止痛。可用于慢性腰痛或妊娠腰痛。

腰椎间盘突出症

中医把腰椎间盘突出症归为"腰痹"的范畴，病因分内因和外因，内因是肝肾亏损，气血不足；外因是跌仆闪挫，瘀血阻络，气血不通，不通则痛。对于腰椎间盘突出症，除了注意站姿、坐姿和加强锻炼外，也可以在日常生活中自己配制一些药酒来缓解症状，防止复发。

痛灵酒

——《中药制剂汇编》

配方组成

生川乌30克

生草乌30克

田三七15克

马钱子15克

白酒500毫升

制法

将生川乌、生草乌洗净，切片，晒干，以蜂蜜250克煎煮，马钱子去毛，用植物油炸。田三七捣细，与前3味混合，加清水煎2次，第1次加水1升，浓缩到300毫升；第2次加水1升，浓缩到200毫升。二汁混合共取药液500毫升，再加入白酒，拌匀即成。

用法

口服。每次服10毫升，日服3次。

功效应用

散风活血，舒筋活络。用于慢性腰腿痛。

使用宜忌

本药酒中二乌、马钱子均有毒性，服用时要严格用量。

第四章 外科疾病治病药酒

痹灵药酒

——《湖北中医药大学学报》

配方组成

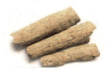
杜仲30克

乳香30克

没药30克

三七30克

土鳖虫30克

丹参30克

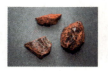
血竭20克

红花10克

蜈蚣2条

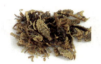
全蝎12克

金钱白花蛇2条

白酒2.5升

制法

将上药轧为粗末，置容器中，加入白酒，密封，浸泡15日后即可服用。

用法

口服。每次服25毫升，每日服2次，连服1个月。

功效应用

通络活血，壮腰消肿。用于腰椎间盘突出症手术后。

骨质增生

骨质增生是一种常见的骨质不同程度的增生性改变,又称为退变性关节病、增生性关节炎、骨刺等。骨质增生的部位很多,包括颈椎、腰椎、膝盖骨、足跟骨等。部位不同,症状也有很大的差异,如腰椎骨质增生,腰椎及腰部软组织产生酸痛、胀痛、僵硬与疲乏感,一旦影响到坐骨神经,疼痛剧烈,向下肢放射;足跟骨质增生时,脚底疼痛,早晨重,下午轻,起床下地第一步痛不可忍,有石硌、针刺的感觉,活动开后症状减轻。骨质增生分原发性和继发性两种,一般多发生在中年以上,与年龄、慢性劳损、外伤、代谢、精神等多种因素相关。本病属中医的"骨痹"范畴,治疗时亦滋补肝肾、活血通络、祛寒散寒。

骨刺酒
——《肘后积余集》

配方组成

川乌(制)10克　草乌(制)10克

桂枝10克　菊花10克

甘草10克　冰糖90克　白酒500毫升

◎ 制法
将左药与白酒同置入容器中,密封浸泡(夏天7日,冬天10日)7~10日后即可服用。

◎ 用法
口服。每晚临睡前服15毫升,最多不要超过25毫升。

◎ 功效应用
温经止痛。用于骨刺(骨质增生)及疼痛。

使 用 宜 忌
本药酒中二乌有毒性,服用时要严格用量。

第四章 外科疾病治病药酒

强骨灵酒

——《安徽中医临床杂志》

配方组成

 熟地黄30克
 骨碎补30克
 淫羊藿20克
 肉苁蓉20克
 鹿衔草20克
 鸡血藤20克
 莱菔子20克
 延胡索20克
白酒适量

制法
将上药切碎置容器内，加入适量白酒（应浸过药面6厘米），密闭浸渍，每日搅拌1～2次，1周后每周搅拌1次，共浸渍30日，取上清液，压榨药液，榨出液与上清液合并，加适量白糖，密封14日以上，分装备用。

用法
口服。每次服10毫升，日服2次，15日为1个疗程，可连续服2～4个疗程。

功效应用
通经活血，益肾补骨，理气镇痛。用于增生性膝关节痛。

复方当归酒

——《中药制剂汇编》

配方组成

 红花55克
 何首乌（制）55克
 当归80克
 小血藤80克
 白酒1升

制法
将药材饮片加白酒，按冷浸法浸渍10日后，即得。

用法
口服。每次服10毫升，最大剂量不能超过20毫升，每日早、晚各服1次。

功效应用
活血化瘀，镇痛。用于骨质增生所致的疼痛。

软组织损伤

软组织损伤是一种由于牵拉、挤压或长期超负荷工作引起骨组织损伤的疾病，是常见的骨科疾病的一种。典型症状为疼痛、肿胀、畸形、功能障碍。软组织损伤属中医跌打损伤的范畴。中医治疗这种病有许多经验并总结了许多方法，原则为活血散瘀、行气止痛、消肿。

樟脑麝香酒

——《药酒汇编》

配方组成

 樟脑10克
 红花10克
 生地黄10克
 血竭10克
 三七3克
 薄荷3克
 冰片0.2克
 麝香0.2克
 白酒500毫升

● 制法

先将红花、生地黄、三七、薄荷共研为粗末，用纱布袋装，用白酒浸泡。7日后取出药袋，压榨取液，将榨取液与药酒混合，再过滤。滤液中再加入樟脑、血竭、冰片、麝香，搅拌均匀，密封容器，每日振荡1次，3日后启封使用。

● 用法

外用。反复以手指蘸少许药酒涂擦患处及其周围。每日1次，每次15～20分钟。

● 功效应用

活血化瘀，消肿止痛。用于骨关节扭伤，软组织损伤。

第四章 外科疾病治病药酒

化瘀止痛酒

——《验方新编》

配方组成

牡丹皮30克

肉桂30克

桃仁10克

生地黄汁250毫升

白酒500毫升

制法

将桃仁、牡丹皮、肉桂共捣为细末,与生地黄汁和酒在砂锅中用小火煎煮15～20分钟,取下候冷,过滤去渣,储藏备用。

用法

口服。每日3次,每次10～20毫升,空腹温饮。

功效应用

活血化瘀,止痛。用于跌打损伤,腹有瘀血。

三七酒

——《民间验方》

配方组成

三七6克

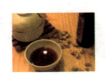
黄酒100毫升

制法

将三七研为碎末,放置干净带盖的容器中。加入黄酒,大火煮沸后,再用小火煮10～15分钟,等酒变温,装瓶浸泡7～10天后即可饮用。

用法

口服。每日1～2次,每次30～50毫升。

功效应用

活血散瘀,止痛。

使用宜忌

血虚或血热、出血者禁用。

寄奴酒

——《民间秘方治百病》

配方组成

刘寄奴60克　　骨碎补60克

延胡索60克　　白酒500毫升

使用宜忌

孕妇忌服。

制法

将上药切成小块,与白酒同置入容器中,密封浸泡10日以上即成。

用法

口服。每日早、晚各服1次,每次服10～15毫升。

功效应用

消肿定痛,止血续筋。用于跌打挫伤,瘀血肿痛。

苏木行瘀酒

——《民间单验方选编》

配方组成

苏木70克　　白酒500毫升

功效应用

行血祛瘀,止痛消肿。用于跌打损伤,肿痛。

使用宜忌

孕妇忌饮此酒。

制法

将苏木捣成碎末,放入锅内;倒入水、酒各500毫升,上火煎煮,取500毫升;候温,过滤去渣,分3份。

用法

口服。每次1份,每日3次,将酒温热空腹服用。

大黄酒

——《验方》

配方组成

大黄30克

红花30克

延胡索30克

白酒500毫升

制法

将前3味共为粗末,置容器中,加入白酒,密封,浸泡14日后,过滤去渣,即成。

用法

口服。每次服30～50毫升,日服2次。再将药渣炒热,外敷患处,以纱布包扎固定。

功效应用

活血化瘀,理气止痛。用于软组织损伤,扭挫伤及跌打损伤。

使用宜忌

孕妇忌服。

红花大黄酒

——《神农本草经》

配方组成

红花30克

大黄30克

白酒500毫升

制法

将红花、大黄加工成粗末;用50°以上的白酒浸泡10～15天。将药渣过滤掉,存酒备用。

用法

外用。用药棉蘸药酒涂擦患伤部,每日3～5次。

功效应用

活血消肿。可用于调治各种扭挫伤。

痔疮

痔疮是指直肠下端黏膜和肛管远侧段皮下的静脉曲张团块呈半球状隆起的肉球。如发生在肛门内的叫内痔，在肛门外的叫外痔，内外均有的为混合痔。中医认为，痔疮的发生主要是由于饮食不节，燥热内生，下迫大肠，以及久坐、负重、远行等，气血运行不畅而致瘀血，热与血相搏，气血纵横，筋脉交错，结滞不散而形成痔疮，药酒即可缓解其症状。

苦参酒 ——《民间验方》

配方组成

苦参30克

蒲公英30克

土茯苓30克

黄酒300毫升

制法
左药用黄酒和水300毫升，煎至减半，去渣，备用。

用法
口服。每次服100毫升，日服3次。

功效应用
清热解毒，利湿消肿。用于痔疮肿痛。

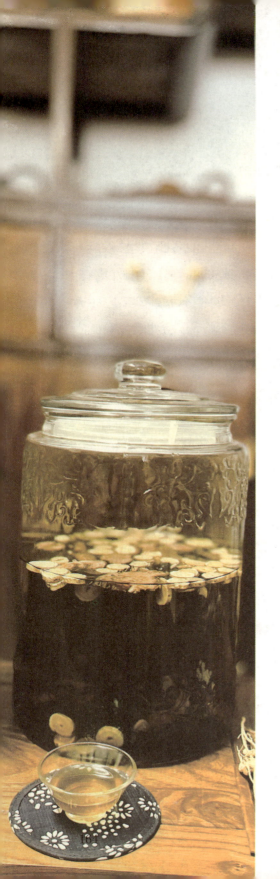

大黄地榆酒

——《民间验方》

配方组成

大黄15克　　地榆30克

蒲公英20克　土茯苓15克　黄酒300毫升

⊙ 制法

上药用水450毫升，煎至150毫升，再加入黄酒煮沸，过滤去渣，备用。

⊙ 用法

口服。每次服150毫升，日服3次。

⊙ 功效应用

清热凉血，解毒利湿。用于痔疮肿痛便血。

槐枝酒

——《太平圣惠方》

配方组成

槐枝叶3千克　　槐子200克

苍耳茎叶1.5千克　酒曲2.5升　糯米33千克

制法

将前3味切碎，加水10升煎至减半，去渣澄清。糯米蒸令熟，待温，入药汁、酒曲（压碎）拌和，入瓮，如法覆盖，如常法酿酒，酒熟即成。

用法

口服。温服，常令似醉为妙。

功效应用

清热凉血，祛风止痛。用于痔疮，数年不瘥。

鸡冠花酒

——《中药大辞典》

配方组成

 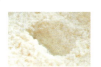

鸡冠花180克　　米酒1升

制法

将鸡冠花末连同米酒一同放入瓶中浸泡，封口。5～7日后开启，过滤去渣，即可服用。

用法

口服。每次30～50毫升，每日1次，清晨将酒温热服用。

功效应用

凉血止血。用于痔漏肠风下血，赤白下痢，吐血，咯血，血淋等症。

脉管炎

脉管炎全称为血栓闭塞性脉管炎,是一种进展缓慢的以肢体疼痛、行走障碍、末梢厥冷、肢端溃烂等为主要表现的周围中小动、静脉闭塞性炎症,属中医的"脱骨疽""十指零落"等范畴。主要致病原因为脾肾阳虚,寒湿侵袭,脉络凝滞所致。

祛寒通络药酒 ——《张八卦外科新编》

配方组成

附子(制)45克　　细辛15克　　红花60克　　丹参60克

土鳖虫30克　　苍术30克　　川芎30克　　大枣20枚　　白酒1.5升

● 制法
将前8味捣碎,用纱布包,置容器中,加入白酒,密封,浸泡10天,每日摇动1次,取出药袋,取酒饮服。

● 用法
口服。每日2次,每次30毫升。

● 功效应用
散寒利湿,活血通络。用于寒湿、血瘀引起的脉管炎未溃疡者,表现为肢端疼痛,色苍白或紫暗,触之发凉,受寒加剧。

红灵酒

——《实用中医外科学》

配方组成

当归60克

肉桂30克

红花30克

花椒30克

樟脑15克

细辛15克

干姜30克

高度白酒1升

制法

将当归、肉桂、干姜等药加工成粗颗粒,与其他各药一起放入酒瓶中,倒入白酒,密封浸泡10天,滤去药渣,即可。

用法

外用。用药酒涂擦患处,揉擦5～10分钟,每天1～2次。

功效应用

活血散寒。可用于冻疮、血栓性脉管炎及软组织损伤等。

丹参酒

——《食物疗法》

配方组成

丹参30克

白酒500毫升

功效应用

补气活血。用于冠心病心绞痛,妇女月经不调,血栓闭塞性脉管炎等症。

制法

丹参洗净,切成薄片,放入纱布袋中,扎紧袋口;将纱布袋放入装有白酒的瓶中密封浸泡15～30天,即可服用。

用法

口服。每日2次,每次10～20毫升,饭前饮用。

第四章 外科疾病治病药酒

骨质疏松症

骨质疏松症是由多种原因导致的骨密度和骨质量下降，骨微结构破坏，造成骨脆性增加，从而容易发生骨折的全身性骨病。中医将该病划分为三种类型：一是肝肾亏虚型，症见头晕目眩，耳鸣口干，少寐健忘，体疲乏力，腰膝酸软，佝偻日进，步履艰难，舌红、苔少，脉沉细；二是脾肾阳虚型，症见神疲体倦，面色不华，肢冷畏寒，腰背酸痛，便溏，舌淡、苔薄白，脉沉细；三是气滞血瘀型，症见骨痛，腰酸背疼，胁肋胀闷，亦可见四肢关节畸形，舌色暗红、舌苔白腻，脉沉弦。中医认为，治疗骨质疏松亦补肾补脾，固精益气。

青娥补酒
——《民间验方》

配方组成

杜仲（炒）30克

核桃仁30克

补骨脂20克

淫羊藿30克

牛膝20克

续断30克

白酒1.5升

制法
左药粉碎成粗粉，纱布袋装，扎口，用白酒1.5升浸泡。14日后取出药袋，压榨取液。将榨得的药液与药酒混合，静置，过滤，即得。

用法
口服。每次20毫升，每日2次。

功效应用
补肝肾，强筋骨。用于老年骨质疏松症，腰腿酸疼，不耐负重。

仙灵骨葆药酒

——《经验方》

配方组成

淫羊藿30克

续断30克

补骨脂15克

生地黄15克

丹参15克

知母15克

50° 白酒1.5升

制法
左药均为饮片，用白酒浸泡1个月，去药渣过滤，即得。

用法
口服。每次15～20毫升，每日2次。

功效应用
补肝肾，强腰膝。用于肝肾不足，腰膝无力，骨质疏松。

强筋健骨酒

——《经验方》

配方组成

淫羊藿60克

续断30克

五加皮30克

骨碎补30克

白酒1升

制法
左药加工成饮片或粗粒，装白纱布口袋，扎口，用白酒浸泡14天，过滤即成。

用法
口服。每次15毫升，每日2次。

功效应用
补肝肾，强筋骨，祛风湿。用于肝肾不足，骨质疏松，腰膝酸痛。

鹤膝风

鹤膝风在中医指结核性关节炎。患者膝关节肿大，像仙鹤的膝部。以膝关节肿大疼痛，而股胫的肌肉消瘦为特征，形如鹤膝，故名鹤膝风。病由肾阴亏损，寒湿侵于下肢、流注关节所致。大多由"历节风"发展而成。

芪斛酒

——《药酒汇编》

配方组成

黄芪240克

金钗石斛60克

牛膝15克

薏苡仁60克

肉桂16克

白酒300毫升

制法
将上药加水500毫升煎至200毫升，再加入白酒，煎数沸后，待温，去渣，备用。

用法
口服。每日1剂，分3次服，药后拥被而卧。

功效应用
益气养阴，散寒通络。用于鹤膝风。

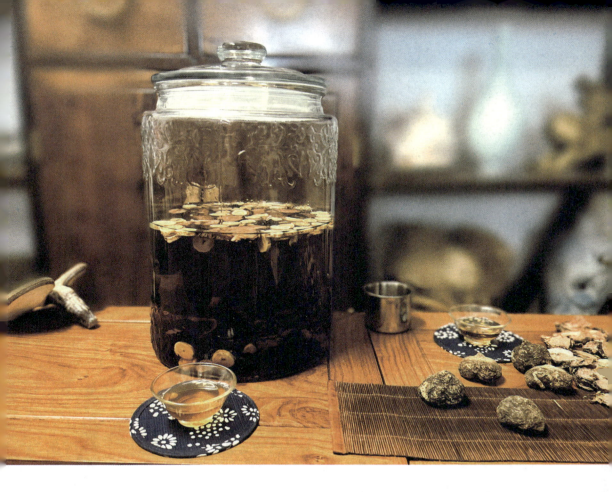

紫荆皮酒

——《本草纲目》

配方组成

紫荆皮9克

白酒40毫升

制法

将紫荆皮用白酒煎至减半，去渣，待用。

用法

口服。每日1剂，分2次服。

功效应用

祛风通络。用于鹤膝风。

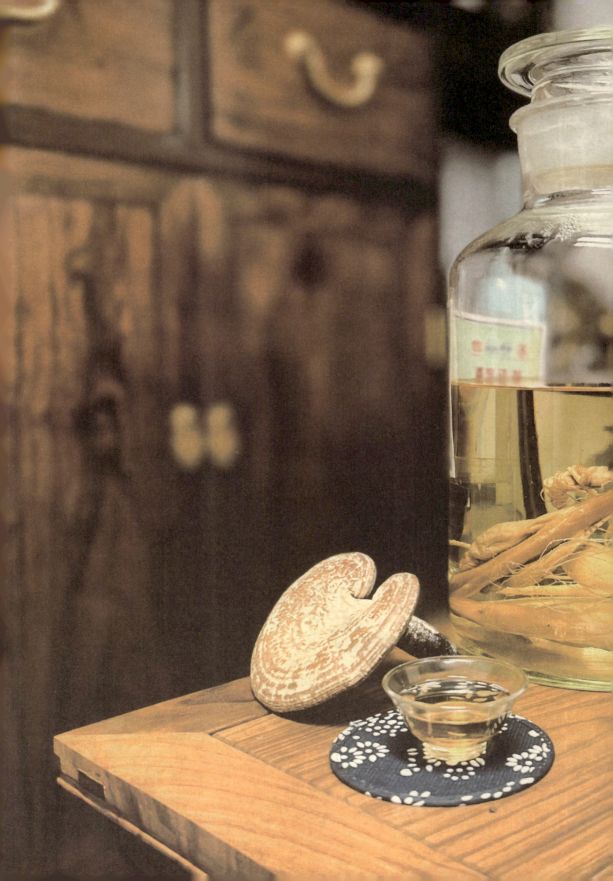

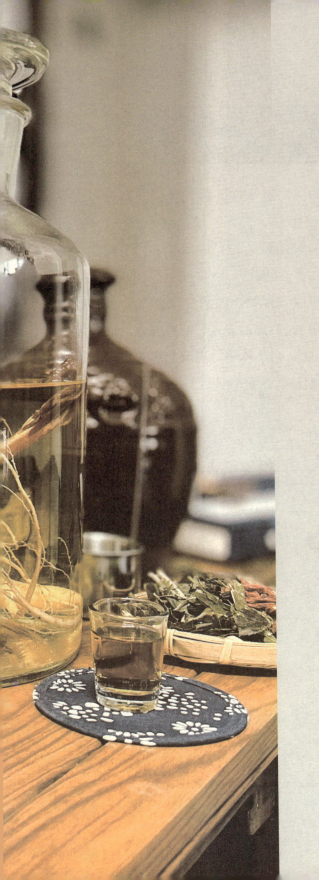

第五章
皮肤科病病酒
肤疾治药

疣

疣是一种发生在皮肤浅表的良性赘生物。因其皮损形态及部位不同而名称各异。如发生于手指、手背、头皮等处，称千日疮、疣目、枯筋箭或瘊子；发于颜面、手背、前臂等处，称扁瘊；发于胸背，皮损中央有脐窝的赘疣，称鼠乳；发于足跖部，称跖疣；发于颈及眼睑，呈细软丝状突起，称丝状疣或线瘊。各种疣的治疗以外治为主，皮损多的疣目与扁瘊可配合内治。疣目之风热血燥证，治宜养血活血、清热解毒；肝郁痰凝证，治宜疏肝活血、化痰软坚。扁瘊之风热毒蕴证，治宜疏风清热、解毒散结；热蕴络瘀证，治宜清热活血化瘀。

消疣液

——《浙江中医杂志》

配方组成

土大黄500克

土荆皮360克

地肤子120克

海桐皮120克

蛇床子120克

蛇蜕12克

高粱酒5升

🟠 制法

将前6味捣碎，置容器中，加入高粱酒，密封，浸泡1个月后即可开封启用。

🟠 用法

外用。取此药液涂搽疣表面5分钟，须稍用力擦之，每日涂搽3次，连续用药3～6周。

🟠 功效应用

消炎，散结，去疣。用于寻常疣。

蝉肤白花酊

——《新中医》

配方组成

蝉蜕3克　　地肤子6克　　白鲜皮6克

白矾6克　　红花1克　　75%乙醇50毫升

制法
将前5味捣碎，置容器中，加入75%乙醇，密封，浸泡3日后，过滤去渣，即成。

用法
外用。取此酒涂搽患处，每日涂搽5～6次，以愈为度。

功效应用
活血祛风，抑菌去疣。用于扁平疣。

使用宜忌
治疗期间应注意：①不宜吃刺激性食物；②禁用化妆品；③药后如出现皮疹、肿胀、瘙痒等，提示治疗有效，应坚持治疗至痊愈。

薏苡仁酒

——《中医外科临床手册》

配方组成

紫草200克　　薏苡仁200克　　白酒2升

制法
薏苡仁粉碎成粗粉，与紫草混合，用白酒浸泡，2周后过滤即得。

用法
口服。每次20毫升，每日2次。

功效应用
清热利湿。用于扁平疣。

斑秃

斑秃为一种头部毛发突然发生斑块状脱落的慢性皮肤病。中医认为，此病与肝肾不足、血热生风、血瘀毛窍有关。血热风燥证，治宜凉血息风、养阴护发；气滞血瘀证，治宜通窍活血；气血两虚证，治宜益气补血；肝肾不足证，治宜滋补肝肾。外治可选用鲜毛姜、斑蝥酊、补骨脂酊、辣椒酊等外搽，并配合其他疗法治疗。

斑秃酒

——《百病中医熏洗熨擦疗法》

配方组成

闹羊花15克

骨碎补15克

花椒30克

高粱酒150毫升

制法

将前3味共研粗末，入有盖的玻璃瓶内，再注入高粱酒，将瓶盖盖紧，浸泡7天后，即可开始取用。

用法

外用。先用老生姜切片，用截面擦患处，待擦至皮肤有刺痛感时，再用羊毫笔蘸药酒涂擦患处，则收效尤速。每日早、晚各3次。用药前，先摇动药瓶，使之酒液均匀。

功效应用

解毒，杀虫，生发。

白芷酒

——《浙江中医杂志》

配方组成

白芷15克

75%酒精100毫升

制法

将白芷碾成粗末，浸泡于置酒精容器内7天，弃渣取酒液，备用。

用法

外涂患处，每日早中晚各1次。

功效应用

温通气血，调和营卫。用于斑秃，白癜风。

熟地枸杞沉香酒

——《补品补药与补益良方》

配方组成

熟地黄60克

枸杞子60克

沉香6克

白酒1升

制法

将前3味捣碎，置容器中，加入白酒，密封，浸泡10天后，过滤去渣，即成。

用法

口服。每次服10毫升，每日3次。

功效应用

补肝肾，益精血。用于肝肾精血不足所致的脱发，白发，健忘，甚至斑秃。

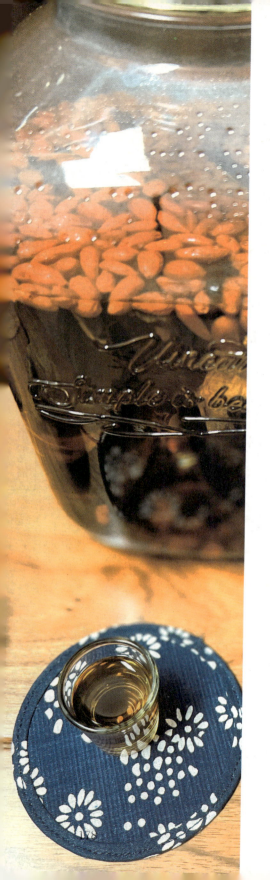

双花二乌酒

——《四川中医》

配方组成

芫花3克　　　红花3克

川乌（制）3克　　草乌（制）3克

细辛3克　　花椒3克　　75％酒精100毫升

◎ 制法

将前6味捣碎，置容器中，加入75％酒精，密封，浸泡1周后，即可取用。

◎ 用法

外用。涂擦患处，擦至头皮发热、发红为度，每日1次，30次为1疗程。

◎ 功效应用

温经通络，活血化瘀。用于斑秃。

冻疮

冻疮是冬令常见外科病症，常因寒盛阳虚，气血凝滞引起。治疗冻疮多选用具有温、补、通作用的药物，温可散寒，补能助阳，通则活脉。药酒治疗冻疮有较好效果，内服、外用均可选用。

忍冬藤酒

——《民间验方》

配方组成

 忍冬藤150克　　 甘草30克　　 白酒2升

● 制法

将忍冬藤、甘草加水2升，浓煎1小时，再加入白酒，煎煮数沸，过滤去渣，装瓶备用。

● 用法

口服。每日3次，每次30～50毫升，或随量饮服。

● 功效应用

清热解毒，消痈散结。用于治疗热毒疮痈。

透骨消酒

——《民间验方》

配方组成

 金荞麦60克　　 白酒500毫升

● 制法

金荞麦又名透骨消，将其切碎，浸于白酒中，加盖密封，14天即成。

● 用法

外用。涂搽患处，每日涂搽4次。

● 功效应用

活血散寒，祛风除湿。用于冻疮，内服亦治疗风湿痹痛，下肢瘫痪。

冻疮酒

——《陕西中医》

配方组成

大黄10克　　黄柏10克　　天冬10克　　麦冬10克

麻黄10克　辣椒10克　干姜12克　甘草6克　白酒适量

制法
上药粉碎成粗末，用少量白酒浸泡15分钟，装入渗漉筒内，加足量白酒，静置7天，收集药液500毫升，待用。

功效应用
温经散寒，滋阴解毒。用于冻疮。

用法
外用。先用温水洗净患处，然后用冻疮酒外擦，并用手反复按摩，使患处皮肤发热为止，病轻者每日2～3次，重者每日4～5次。

使用宜忌
疮面已出现水疱、糜烂、溃疡、破裂时忌用。

姜椒酒

——《民间百病良方》

配方组成

鲜生姜100克　花椒100克　95%乙醇300毫升

功效应用
温经散寒。用于冻疮。

制法
将生姜切片，与花椒同置容器中，加入乙醇，密封，浸泡3～5日后即可取用。

用法
外用。涂搽患处，每日涂搽2～3次。

压疮

压疮是因床、轮椅、石膏模型、夹板或其他硬物压迫骨骼突出部位上面的皮肤，导致长期缺血和刺激引起的皮肤损害。加快压疮愈合，能提高患者生存质量，增强护理效果。现介绍几种既经济又方便的治疗压疮的药酒。

红花当归酊

——《山东医药》

配方组成

红花15克

当归12克

赤芍12克

紫草9克

60%乙醇500毫升

制法

将前4味切碎，置容器中，加入60%乙醇，密封，浸泡4~5日后即可取用。

用法

活血凉血。预防压疮。

功效应用

外用。局部按摩涂搽，每日2~3次。

参红酒

——《甘肃中医》

配方组成

丹参10克

红花10克

川芎10克

50%乙醇500毫升

制法

将上药共研末，置入50%乙醇中，密闭，浸泡1个月以上即可取用。

用法

外用。①用于预防：每2~3小时翻身，在骨骼隆起受压处，涂擦药液1次，3~5分钟后用滑石粉外敷。②用于治疗：早期（即瘀血红润期），每日涂擦4~6次。水疱或者皮肤已溃烂期（即褥疮期），在其周围，每日涂擦药液6~8次，保持疮面清洁，同时用棉圈保护疮面，防止局部再次受压。

功效应用

祛瘀活血，行气通络。用于压疮。

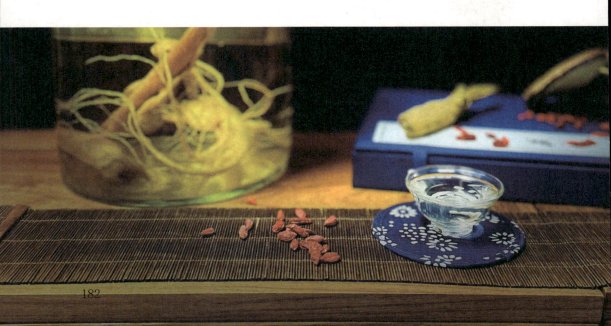

丹 毒

丹毒为皮肤网状淋巴管感染性疾病，因其色如涂丹，故称丹毒。其特点是病起突然，局部皮肤忽起红斑，迅速蔓延成鲜红一片，稍高出皮肤表面，边界清楚，压之红色减退，放手又显红色；表皮紧张光亮，灼热肿痛，有的可出现瘀斑、水疱，间有化脓或皮肤坏死。丹毒治疗以凉血清热、解毒化瘀为总则，根据部位配合疏风、清肝、利湿等。

第五章 皮肤科疾病治病药酒

满天星酊

——《中草药通讯》

配方组成

鲜满天星250克　　雄黄6克　　75%乙醇100毫升

制法

将鲜满天星洗净、去杂质、晾干、切碎，置容器中，加入75%乙醇，密封，浸泡7日后，再将药捣烂，以纱布绞取汁，加入雄黄（研末）溶化，混匀，即成。

用法

外用。用时先视丹毒的蔓延走向，在末端离病灶约1寸处开始涂圆形药圈，然后由内到外，反复涂药5～10分钟为1次，每日涂2～3次。

功效应用

祛风，解毒，杀虫。用于丹毒。

神经性皮炎

神经性皮炎又名慢性单纯性苔藓，是一种以阵发性剧痒和皮肤苔藓样病变为特征的慢性炎症性皮肤病，本病好发于颈侧、项部、背部、肘部、膝部、股内侧、会阴、阴囊等处。初起时为局部皮肤瘙痒，无皮疹。以后因为搔抓或摩擦，局部出现苔藓样病变。患处皮肤干燥，浸润肥厚，表面可有抓伤、血痂及轻度色素沉着。皮疹若局限在某一部位，称局限性神经性皮炎；皮疹若广泛分布至全身，称播散性神经性皮炎。本病治疗时宜疏肝清热、疏风止痒。

红花酊

——《浙江中医杂志》

配方组成

红花10克

冰片10克

樟脑10克

白酒500毫升

制法

将前3味置容器中，加入50%乙醇（或白酒），密封，浸泡7日后（每日振荡1次），过滤去渣，即成。

用法

外用。取此药酊涂搽患处，每日3～4次。

功效应用

活血，除湿，止痒。用于神经性皮炎，皮肤瘙痒症，慢性皮炎，湿疹，结节性痒疹，酒渣鼻等。

使用宜忌

治疗期间禁止饮酒、吸烟，生活起居要有规律，皮损流水者忌用。

羊蹄根酒

——《赵炳南临床经验集》

配方组成

羊蹄根300克

75%乙醇600毫升

功效应用

外用。用棉签或毛刷蘸药液涂搽患处，每日2～3次。

使用宜忌

慎勿入口。

制法

将上药切碎，置容器中，加入75%乙醇，密封，浸泡7日后，过滤去渣，备用。

用法

杀虫止痒。用于神经性皮炎（干癣），手癣（鹅掌风），甲癣（鹅爪风），落屑性脚癣（脚蚓症），体癣（钱癣）。

止痒酒

——《中药制剂汇编》

配方组成

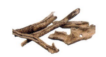
白鲜皮150克

土荆芥150克

苦参150克

白酒适量

使用宜忌

治疗期间禁烟酒、辛辣刺激食物。

制法

将诸药材粉碎成粗粉，置有盖容器内，加白酒适量，浸泡药材7～14日，过滤，压榨残渣，滤液与压榨液合并，静置24小时，过滤，添加适量白酒至1升即得。

用法

外用。搽患处。

功效应用

利湿，杀虫，止痒。用于神经性皮炎，牛皮癣。

第五章 皮肤科疾病治病药酒

白癜风

白癜风是一种后天性色素脱失的皮肤病。症状是身体暴露、易受摩擦等部位出现白斑,特别是脸部、颈部、腰腹部、手指背部等处。本病发展缓慢,一般无自觉症状,患处皮肤知觉、分泌和排泄功能正常。中医称"白驳风",治疗上大多采用养血活血祛风法。另外,患者宜高维生素饮食,忌烟酒。

白癜酊

——《辽宁中医》

配方组成

补骨脂200克

骨碎补100克

花椒50克

黑芝麻50克

石榴皮50克

白酒500毫升

功效应用

祛风,补肾,消斑。用于白癜风。

制法

左药研碎,用50°以上白酒500毫升浸泡2周,过滤去渣,即得。

用法

外用。每日用棉签蘸药液搽皮损处2~3次,搽后在日光下照射局部10~20分钟,30天为1个疗程。

白癜康

——《北京中医》

配方组成

 黄芪60克　 何首乌60克

 姜黄30克　 丹参30克

 自然铜(煅)30克　 补骨脂30克　 蒺藜20克

 防风20克　 白鲜皮60克　 白酒600毫升

制法

上述药物粉碎成粗末，用50°以上白酒浸泡2周，过滤去渣，即得。

用法

外用。用棉球蘸药液搽患处，每日3～4次，3个月为1个疗程，连续用药2～3个疗程。

功效应用

益气补肾，祛风活血。用于白癜风。

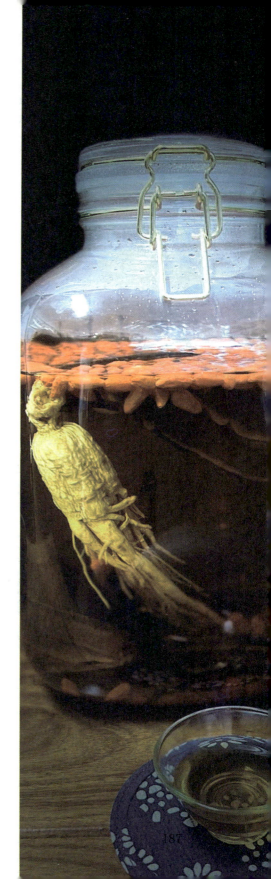

乌蛇浸酒方

——《奇效良方》

配方组成

 乌梢蛇180克　　 防风60克

 蒺藜60克　 肉桂60克　 五加皮60克

 天麻90克　 羌活90克　 牛膝90克

 枳壳(炒)90克　 熟地黄120克　 白酒2升

制法
将前10味捣为粗末，入布袋，置容器中，加入白酒，密封，浸泡7～14日后，过滤去渣，即成。

用法
口服。每次服10毫升，日服3次。

功效应用
滋阴，祛风，止痒。用于白癜风。

使用宜忌
忌食毒性、黏滑食物及猪肉、鸡肉。

银屑病

银屑病是一种常见的易于复发的慢性炎症性皮肤病,特征性损害为红色丘疹或斑块上覆有多层银白色鳞屑。皮损主要分布于头皮和四肢伸侧,可泛发全身。除累及皮肤外,还可侵犯关节,即为关节炎型银屑病;少数病人在红斑基础上还可出现脓疱,即为脓疱型银屑病。在中医学中,银屑病有"松皮癣""白疕"等多个叫法,多因风邪外侵、情志内伤、饮食失节等引起,有内治、外治、针灸等多种治疗方法。

第五章 皮肤科疾病治病药酒

紫云风药酒 ——《疡科选粹》

配方组成

 何首乌40克　 五加皮15克　 僵蚕15克　 苦参15克　 当归15克　 全蝎15克

 牛蒡子10克　 羌活10克　 独活10克　 白芷10克　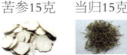 细辛10克　 生地黄10克

 汉防己10克　 黄连10克　 白芍10克　 蝉蜕10克　 荆芥10克　 苍术10克　 白酒2升

● 制法
上药用白酒浸泡,2周后过滤去渣取液,即得。

● 用法
口服。每次20毫升,每日2次。

● 功效应用
养血祛风,清热利湿。用于银屑病。

使用宜忌
体弱者慎用,孕妇忌服。

复方土鳖虫药酒

——《百病良方》

配方组成

 土鳖虫20克
 全蝎10克
 蜈蚣50克
 蕲蛇20克
 白酒1升

制法

左药研细，用白酒浸泡，2周后过滤去渣取液，即得。

用法

口服。每次15毫升，每日2次。

功效应用

祛风解毒，以毒攻毒。用于银屑病。

使用宜忌

本药酒有一定毒性，不宜过量，孕妇忌服。

复方土大黄酊

——《中原医刊》

配方组成

 土大黄30克
 蛇床子30克
 土荆皮30克
 75%乙醇1升

制法

左药用75%乙醇浸泡2周，过滤去渣取液，再加水杨酸5克，苯甲酸12克，混匀即成。

用法

外用。用棉签蘸药液轻轻涂擦患处，每日2次。涂擦时不要用力太大，黏膜和外阴部禁用。

功效应用

清热解毒，杀虫止痒。用于银屑病。

脚 气

脚气又称脚弱，以足胫麻木、酸痛、软弱无力为主症，主要因为水寒和湿热之邪侵袭下肢，流溢皮肉筋脉；或饮食失节，损伤脾胃，湿热流注足胫；或因病后体质虚弱，气血亏耗，经脉、经筋失于涵养所致。临床根据其症状表现，主要分为干脚气、湿脚气和脚气冲心等。

乌药酒

——《世医得效方》

配方组成

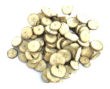

乌药30克

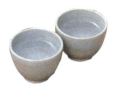

白酒100毫升

⊙ 制法

用刀刮上药为屑，置瓷瓶中，加入白酒，密封，浸泡一宿后即可服用。

⊙ 用法

口服。每次空腹温服30毫升，日服2次。

⊙ 功效应用

理气散寒。用于脚气。

丹参石斛酒

——《药酒汇编》

配方组成

丹参30克

川芎30克

杜仲30克

茯苓30克

防风30克

白术30克

党参30克

肉桂30克

五味子30克

陈皮30克

黄芪30克

山药30克

当归30克

石斛60克

干姜45克

牛膝45克

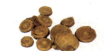
甘草(炙)15克

白酒2升

制法

将前17味捣为粗末，入布袋，置容器中，加入白酒，密封，浸泡7日后，过滤去渣，即成。

用法

口服。每次饭前温服20毫升，日服2次。

功效应用

补虚祛邪，活血通络，止痛。用于脚气痹弱，筋骨疼痛。

十味附子酒

——《圣济总录》

配方组成

附子（制）30克

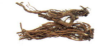
丹参30克

续断30克

牛膝30克

五加皮(炙)20克

白术50克

生姜50克

桑白皮50克

细辛25克

肉桂25克

白酒1.5升

制法

将左述药材捣细如麻豆大，装入纱布袋内；放入瓷瓶中，倒入酒浸泡，密封；春夏5日，秋冬7日后开启，去掉药袋，过滤装瓶备用。

用法

口服。每次空腹温服10毫升，日服3次。

功效应用

散寒逐湿，温阳行痹，补肝肾，强筋骨，益脾通脉，降利冲逆。用于因脚气引起的腿脚软弱无力，或麻木、酸痛、挛急、肿胀、发热、萎枯、呕吐等。

第五章 皮肤科疾病治病药酒

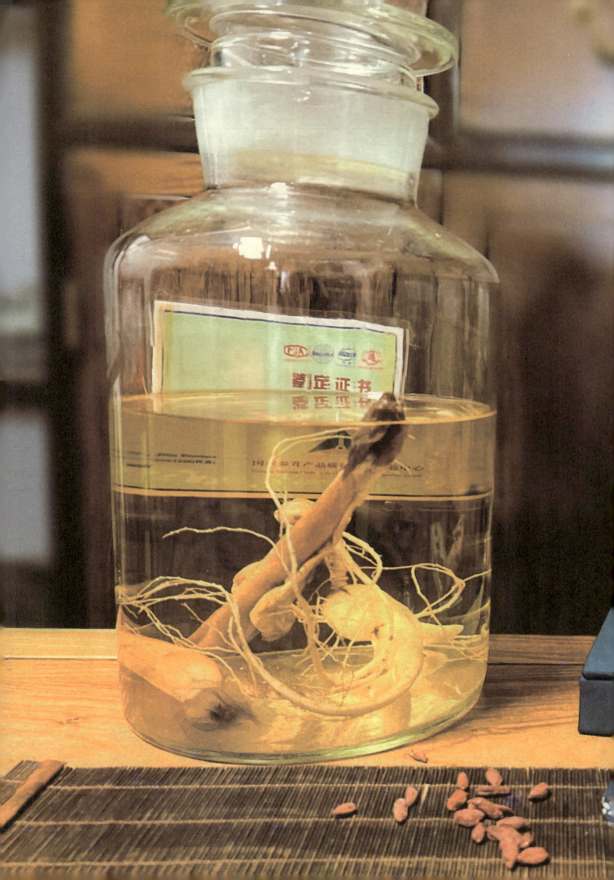

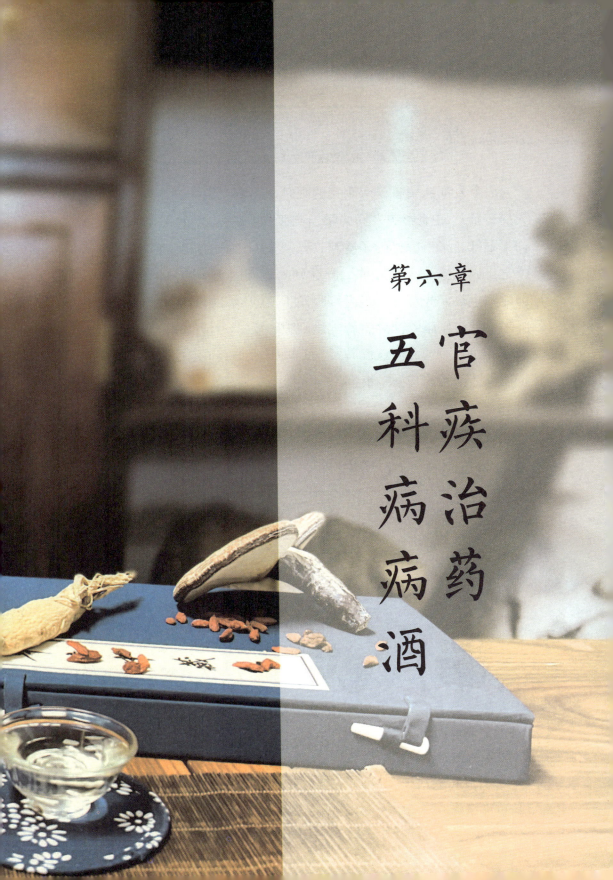

第六章 五官科病病酒 官疾治药

眼 疾

每个人都希望有一双明亮的眼睛，可青光眼、白内障、双目赤涩火痛等症严重地影响人们的学习与工作。中医认为："五脏之气皆上通于眼部，肾有病则瞳子昏暗，甚至失明；肝有病则显现于角膜、虹膜之上，肝实则角膜胀痛，肝虚则内陷而困乏；肺热则结合膜变红，肺虚则干热无光泽；心气虚则眼角干涩酸疼，心有实热则眼角发红而肿胀；脾虚则眼睑浮肿，脾实热则眼睑痛。"中医一般都从疏风清热、调肝养血，益肾滋阴、健脾益气，助阳活血入手治疗眼疾，选用药酒应在辨证论治的基础上根据不同情况而定。

枸杞骨皮酒

——《药酒汇编》

配方组成

枸杞子150克

地骨皮30克

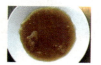
蜂蜜150克

白酒1.5升

制法

将前2味捣碎，置容器中，加入白酒和蜂蜜，密封，浸泡30日后，过滤去渣，即成。

用法

口服。每次空腹温服15毫升，日服2次。

功效应用

滋补肝肾，清热明目。用于视物模糊，腰膝酸软等症。

益肾明目酒

——《百病中医药酒疗法》

配方组成

覆盆子50克　巴戟天35克　肉苁蓉35克　远志35克

川牛膝35克　五味子35克　川续断35克　山茱萸30克　白酒1升

制法

将前8味捣为粗末，入布袋，置容器中，加入白酒，密封，浸泡7天后开封，加入冷开水1升，混匀，即可。

用法

口服。每次空腹温服10～15毫升，每日早、晚各服1次。

功效应用

益肝补肾，聪耳明目。用于肝肾虚亏、耳聋目暗、腰酸腿困、神疲力衰、面容憔悴等症。

地骨皮酒

——《临床验方集》

配方组成

地骨皮50克　生地黄50克

甘菊花50克　糯米1500克　酒曲适量

制法

将前3味加水煎取浓汁，糯米浸湿，蒸饭，待温，与酒曲（研细）、药汁拌和，置容器中，保温，如常法酿酒。酒熟，除糟，即成。

用法

口服。每次服10毫升，日服3次。

功效应用

滋阴益血，补身延年。用于中老年人身体虚弱，目暗多泪，视物不明，或伴有高血压眩晕，夏季身热不适，消渴等。

第六章　五官科疾病治病药酒

杞菊归地酒

——《药酒汇编》

配方组成

枸杞子20克

甘菊花20克

当归9克

熟地黄9克

白酒1升

制法
将前4味洗净，晾干，切碎，入布袋，置容器中，加入白酒，密封，浸泡7日后，过滤去渣，即成。

用法
口服。每次服10～15毫升，日服2次。

功效应用
滋阴活血，清肝明目。用于阴血不足，肝脉失养所致的头晕目眩，视力减退，身倦力疲，多梦等症。

杞菊地冬酒

——《药酒汇编》

配方组成

枸杞子20克

甘菊花20克

生地黄15克

天冬15克

冰糖30克

白酒1升

制法
将前4味捣碎，入布袋，置容器中，加入白酒和冰糖，密封，浸泡14日后，每日振摇数下，开封后加入凉开水400毫升，滤过取汁，即成。

用法
口服。每次服10～20毫升，每日早、晚各服1次。

功效应用
滋补肝肾，明目止泪。用于肝肾阴虚，腰膝酸软，视物不清，头晕，迎风流泪。

耳鸣

耳中自觉有蝉鸣或其他各种声响者,叫作"耳鸣"。可分为虚实两种类型。虚证是由于肾阴亏损,"虚火上炎",常伴有头晕目眩腰痛等症状,诊脉多细弱,如因暴怒伤肝,致肝、胆之火上逆,则耳中暴鸣如钟鼓之声,属于实证。饮用相关药酒,可清热降浊,补益肾气,调和脾胃,从而治疗该病。

聪耳酒

——《药酒汇编》

配方组成

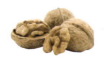

核桃仁60克

五味子40克

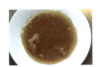

蜂蜜30克

白酒1升

制法

将前2味捣碎,入布袋,置容器中,加入白酒,密封,每日振摇数下,浸泡10日后,过滤去渣,加入蜂蜜,拌匀,即成。

用法

口服。每次空腹服20毫升,日服2次。

功效应用

补肾聪耳。用于耳鸣、遗精等。

第六章 五官科疾病治病药酒

磁石酒

——《圣济总录》

配方组成

磁石15克

木通250克

石菖蒲250克

白酒1.5升

制法

将前3味细剉，入布袋，置容器中，加入白酒，密封，浸泡3～7日后，即可取用。

用法

口服。每次服15～30毫升，日服2次。

功效应用

平肝潜阳，化湿开窍。用于耳鸣，常如风水声。

怡神酒

——《民间百病良方》

配方组成

木香3克

糯米糖500克

绿豆500克

白酒500毫升

制法

将前3味置容器中，加入白酒，密封，浸泡21日后，过滤去渣，即成。

用法

口服。每次服15～30毫升，日服2次。

功效应用

补精益神。用于头晕耳鸣，视物昏花，精神不振，饮食减少，全身乏力等。

鹿龄集酒

——《药酒汇编》

配方组成

肉苁蓉20克

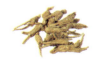
人参10克

海马10克

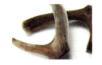
鹿茸10克

熟地黄15克

白酒1升

制法

将前5味（其中，人参、鹿茸共为粗末）一并置容器中，加入白酒，密封，浸泡1个月后即可取用。服后添酒，味薄即止。

用法

口服。每次服10～15毫升，日服2次。

功效应用

益气补血，补肾壮阳。用于肾阳虚所致的耳鸣，阳痿，不育症等。

使用宜忌

感冒发热者忌服。

第六章 五官科疾病治病药酒

耳聋

耳为肾的外窍，胆及三焦等的经脉会于耳中，所以一般耳病与此三者关系最为密切。耳聋有虚证和实证之分。虚证耳聋，发病较缓慢，初起的先有听力减退，称为"重听"，其病因为"下元亏损"，肾精不足。实证耳聋，发病骤然，称为"暴聋"，多因外伤、外感风火，或内火上炎所致。耳聋是老年人的常见病，适时地用一些药酒治疗，可收到较好的效果。

菖蒲肉桂酒 ——《圣济总录》

配方组成

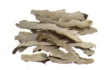
石菖蒲2克

木通1克

肉桂15克

磁石15克

防风30克

羌活30克

白酒500毫升

◎ 制法
将前6味捣碎，入布袋，置容器中，加入白酒，密封，浸泡7日后，去渣，备用。

◎ 用法
口服。每次空腹温服10毫升，日服2次。

◎ 功效应用
开窍祛风，纳气潜阳，安神。用于耳聋，耳鸣。

菖蒲浸酒方

——《圣济总录》

配方组成

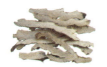
石菖蒲10克

木通60克

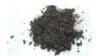
磁石150克

防风90克

肉桂90克

牛膝90克

白酒1升

制法

将前6味捣碎，入布袋，置容器中，加入白酒，密封，浸泡7日后，过滤去渣，备用。

用法

口服。每次空腹服10～15毫升，日服2次。以瘥为度。

功效应用

开窍祛风，纳气潜阳，利湿安神。用于耳聋。

牡荆酒

——《圣济总录》

配方组成

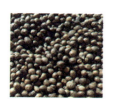
牡荆子（微炒）250克

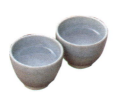
白酒500毫升

制法

将上药捣碎，置容器中，加入白酒，密封，浸泡7日后，过滤去渣，即成。

用法

口服。不拘时，随量饮之。

功效应用

利气，化痰，开窍。用于气滞型耳聋。

蔓荆酒

——《普济方》

配方组成

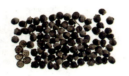
蔓荆子（微炒）100克

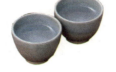
白酒200毫升

制法

将蔓荆子捣碎，置容器中，加入白酒，密封，浸泡7日后，过滤去渣，即成。

用法

口服。每次服10～20毫升，日服2次。

功效应用

疏散风热，开窍通闭。用于耳聋，虽久聋亦瘥。

中耳炎

中耳炎，根据临床特点，分为急性和慢性中耳炎，按炎症发展的不同阶段，分为非化脓性和化脓性中耳炎两种。中医认为，中耳炎为肝胆湿热、邪气盛行所致。中医调理中耳炎，寻其病机根源，一方面要补益正气、驱除邪毒，另一方面则要活血行气、宣通脏腑，调理机体阴阳平衡，彻底解除致病隐患。

马钱冰片酒

——《浙江中医杂志》

配方组成

马钱子5个　　冰片0.3克　　50度白酒100毫升

◎ 制法

将马钱子用温水浸润后，剥净表皮，切成薄片，冰片研末，一并投入白酒中，浸泡15～20日后即可取用。

◎ 用法

外用。用时先将患耳拭净，滴入2～4滴，日滴2次。

◎ 功效应用

清热散郁火，芳香通诸窍，消肿止痛，防腐生肌。用于急、慢性化脓性中耳炎。

黄冰酒

——《云南中医杂志》

配方组成

黄连9克

冰片0.5克

白酒100毫升

制法

将黄连拣净杂质，置瓶内，加入白酒浸泡7日，过滤后，再加入冰片即可使用。

用法

外用。按常规滴入少许过氧化氢清洗并擦干耳道后，用已消毒的塑料眼药瓶吸本药液滴入耳道，每日滴2次，每次1～2滴。

功效应用

消炎通窍。用于化脓性中耳炎。

半夏消炎酒

——《民间百病良方》

配方组成

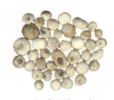
生半夏50克

白酒150毫升

制法

将上药晒干、研成细粉，置容器中，加入白酒，密封，浸泡24小时，取上清液，使用。

用法

外用。先将患耳用生理盐水洗净，拭干，再滴入药酒数滴，每日滴1或2次。

功效应用

燥湿，消肿。用于急、慢性中耳炎等。

鼻炎

鼻炎是指鼻腔黏膜和黏膜下组织的炎症，一般分为急性、慢性、萎缩性、过敏性四型，表现为充血或水肿，患者经常会出现鼻塞、流清水涕、鼻痒、喉部不适、咳嗽等症状。中医认为，鼻炎多因脏腑功能失调，再加上外感风寒，邪气侵袭鼻窍而致。此病往往缠绵难愈，一则是正虚而邪恋，二则是外邪久客，化火灼津而痰浊阻塞鼻窍。因此，治疗鼻炎先需治本，重点是温补肺气、健脾益气、温补肾阳。

芫花酊

——《中药制剂汇编》

配方组成

芫花根（干品）30克　　75%乙醇100毫升

制法

将左药研为粗末，置容器中，加入75%乙醇，密封，浸泡2周后，去渣即成。

用法

外用。用黄豆大小之干棉球蘸芫花酊，拧干，外裹薄层消毒干棉花，成一棉卷，塞入鼻腔内。棉卷之位置，以深塞为宜，过浅达不到治疗目的。对慢性鼻炎患者，可塞在鼻中隔与下甲之间，对副鼻窦炎患者，则塞中鼻道较好。若觉刺激黏膜有灼热感后，5～10分钟取出，用温热生理盐水冲洗鼻腔。每日塞1次，每次持续1～2小时后取出或自行脱出。一般5次为1个疗程。

功效应用

消肿解毒，活血止痛。用于鼻炎。

紫草酒

——《生命时报》

配方组成

紫草15克　　60度白酒500毫升

功效应用
清解热毒，行气通窍。用于鼻炎。

制法
将紫草拣净杂质，置瓶内，加入白酒，密封，浸泡15日后即可开封启用。

用法
外用滴鼻。点鼻孔各2～3滴，一天3～4次，7天1个疗程，隔2天行第2个疗程，治疗2～3个疗程。

橘红酒

——《验方》

配方组成

橘红30克　　白酒500毫升

功效应用
行气活络通窍。用于气滞血瘀之慢性鼻炎。

制法
橘红置容器中，加入白酒，密封，浸泡1个月后即可成。

用法
口服。每晚睡前服20毫升。

壶卢酒

——《医部全录》

配方组成

苦壶卢子50克　　白酒100毫升

功效应用
祛邪通窍。用于鼻塞，眼花疼痛，头昏。

制法
将上药研细，置容器中，加入白酒，密封，浸泡3～7日后，过滤去渣，即成。

用法
外用滴鼻。点鼻孔各2～3滴，日滴2次。

咽炎

咽炎，中医称为喉痹，是咽部黏膜及黏膜下组织的炎症，多伴上呼吸道感染而发病。根据病程的长短和病理改变性质的不同，咽炎可分为急性咽炎、慢性咽炎两类。中医认为，此病多因肺肾亏损、虚火上炎、风热毒邪从口鼻直袭咽部所致。

丹砂酒

——《圣济总录》

配方组成

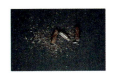

丹砂3克

肉桂3克

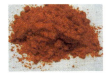

绛矾3克

白酒适量

制法

将前3味共研细末，以棉裹，用白酒少许（约50毫升）浸良久即成。

用法

口服。含饮即瘥。

功效应用

消肿止痛，解郁利咽。用于急性喉痹。喉中觉有异物梗阻，伴胸憋闷，喜出长气。

牛蒡蝉蜕酒

——《药酒汇编》

配方组成

牛蒡根500克　　蝉蜕30克　　黄酒1.5升

制法

将牛蒡根切碎与蝉蜕同置容器中，加入黄酒，密封，浸泡5～7日后，过滤去渣，即成。

用法

口服。每次服10～20毫升，日服2次。

功效应用

散风宣肺，清热解毒，利咽散结，透疹。用于咽喉肿痛，咳嗽，喉痒，吐痰不利，麻疹，风疹，疮痈肿痛。

使用宜忌

凡脾胃虚寒腹泻者忌服。

牙痛

牙痛为牙齿疾病的常见症状，也是许多疾病的一种表现。中医根据病因，将牙痛分为3类：①风热牙痛，以牙龈红肿、受热痛增或见发热恶寒为主症。②胃火牙痛，以疼痛剧烈，牙龈红肿或渗脓以及头痛、口臭、便秘为主症。③虚火牙痛，以牙龈微红肿及隐痛、齿动及腰酸、头晕等为主症。无论何种牙痛，都应及时找出原因，进行针对性治疗。

止疼酒

——《古今名方》

配方组成

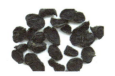
川乌（制）3克

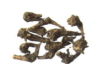
草乌（制）3克

高良姜3克

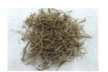
细辛3克

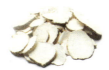
白芷3克

白酒60毫升

制法

将左药与酒共置酒壶内，稍浸片刻，煨热。

用法

用酒含漱，连用二三次即可。

功效应用

祛风止痛。用于风火、肾虚或痰热、瘀血所引起的牙疼。

郁李酒

——《普济方》

配方组成

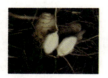
郁李根15克

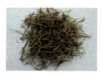
细辛15克

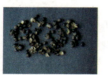
花椒15克

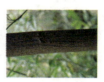
槐白皮30克

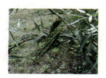
柳白皮30克

白酒适量

制法
将前5味共研细末，备用。每取药末30克，白酒250毫升，煎至一半，去渣，即成。

用法
外用。热漱（取酒含漱）冷吐。

功效应用
消肿止痛。用于牙宣（齿龈肿痛，呼吸风冷，其痛愈甚，断槽肿赤）。

蜂房酒

——《民间百病良方》

配方组成

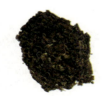
蜂房1只

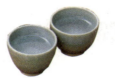
白酒适量

制法
将上药煅烧存性，研末备用。

用法
口服。每取药末0.5～1克以白酒少许调和含漱，痛未止再含漱。

功效应用
祛风攻毒。用于风热牙龈红、肿、痛连及头面，喉痹肿痛，舌质红、苔黄、脉浮数。

鸡蛋酒

——《广西中医药》

配方组成

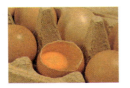
鸡蛋1枚

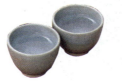
白酒100毫升

制法

将白酒倒入瓷碗内，用火点燃，立即把鸡蛋打入酒中，不搅动，不放任何调料，待火熄蛋熟，凉冷后即可服用。

用法

口服。1次服用，每日可服2次。

功效应用

滋阴，止痛。用于牙周炎，属实热证更宜（症见牙龈红肿、口气热臭、便秘尿黄、舌红苔黄等）。

山蜂酒

——《普济方》

配方组成

山蜂窝1枚

麝香少许

白酒适量

制法

将山蜂窝烧存性，与麝香同研末，用白酒调至稀糊状，密封7日后即可。

用法

解毒，活血，止痛。用于牙痛。

功效应用

外用。取酒含漱片刻，即吐，不可咽。

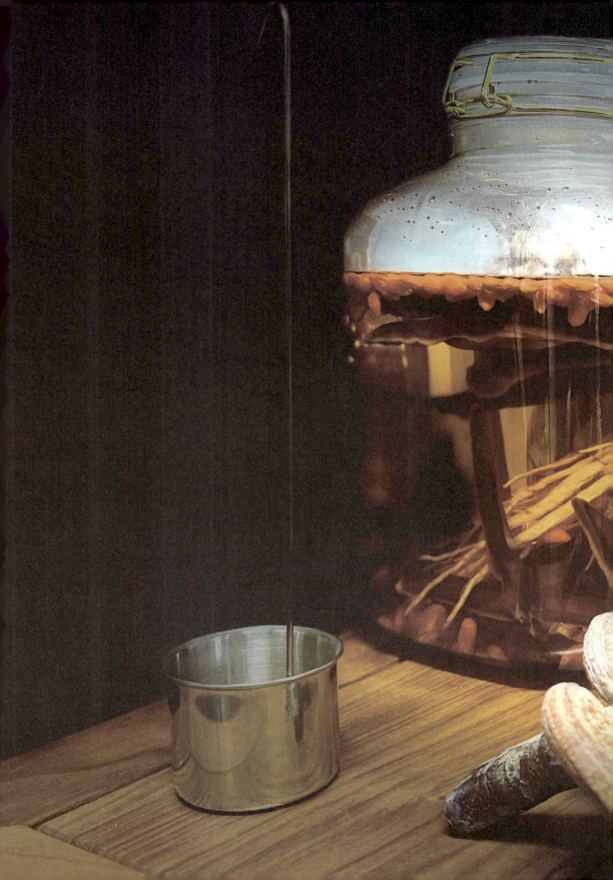

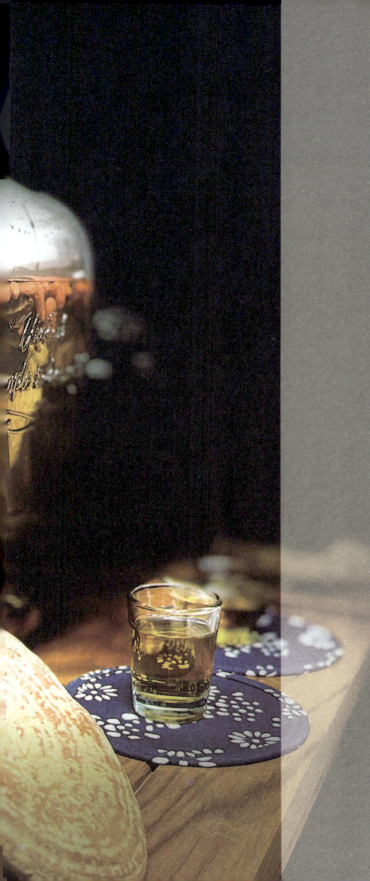

第七章 男科疾病治疗药酒

性欲减退

性欲减退是指成年已婚男性,在比较长的时间内,持续出现对性生活明显缺乏兴趣,性欲望、性爱好及性幻想等性活动显著减低甚至消失的情况,也被称为性欲低下、性冷淡等。

从中医的角度看,"肾为先天之本,主藏精,主性与生殖",所以性欲减退的治疗也要从补肾着手。其中肾阳虚弱最为常见,除了性欲减退外,一般常有怕冷喜暖、腰膝酸软、精神倦怠、小便清长等症状,应采用温肾壮阳的治疗方法来改善和增强性欲,可以选用补肾、补虚劳的中药泡酒饮用,以下药酒配方,供选用。

鹿茸山药酒
——《古今图书集成》

配方组成

鹿茸15克　　怀山药60克　　白酒1升

🟠 制法
将鹿茸、怀山药、白酒共置于容器中,密封浸泡7日即可饮用。酒尽添酒,味薄即止。

🟠 用法
口服。每次15～20毫升,每日3次。

🟠 功效应用
补肾壮阳。用于肾阳虚弱所致的性欲减退、阳痿、遗精、早泄、遗尿、久泻等,再生障碍性贫血及其他贫血症患者亦宜服用。

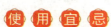

阴虚火旺者忌服。

菊花酒

——《圣济总录》

配方组成

菊花90克

枸杞子90克

巴戟天90克

肉苁蓉90克

白酒2升

制法

将巴戟天去心，与其余药物共捣成粗末。将各味药用纱布袋包好，置干净容器中，用白酒密封浸泡。7日后加凉开水1.5升，弃药渣，装瓶饮用。

用法

口服。每日早、晚各空腹温服10～20毫升。

功效应用

调元气，明耳目，强壮身体。用于元气不足而致耳鸣眩晕、性欲低下、筋骨酸痛、四肢无力等症。

鹿茸酒

——《圣济总录》

配方组成

鹿茸片15克

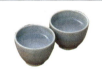
白酒500毫升

制法

将鹿茸片研成粗末，纱布袋装，扎口，置干净容器中，倒入白酒浸泡，密封。浸泡10天后启封，去渣过滤，装瓶备用。药渣晾干后，可研细末装瓶备用。

用法

口服。每日2次，每次10毫升。药渣细末可用温酒送服，每日1次，每次1克。

功效应用

益精生髓，温补肾阳，强健筋骨。用于肾阳虚衰，精血不足，男子阳痿不举、早泄精冷、女子宫冷不孕、畏寒肢冷、神疲乏力，以及肾虚骨痿等。

使用宜忌

阴虚火旺者忌用。

阳痿

阳痿是指在有性欲要求时，阴茎不能勃起或勃起而不坚，或者虽然有勃起且有一定的硬度，但不能保持足够的性交时间，因而妨碍性交或不能完成性交。用药酒治疗本病，主要是命火不足，下元虚疲者。对于遗精、早泄以及女子宫冷不孕、性欲淡漠者，也可以服用此类药酒。

海狗肾酒

——《饮食辨录》

配方组成

海狗肾60克

白酒500毫升

制法

将海狗肾捣烂，装入细布袋中，扎紧袋口，置于洁净的宽口瓶或瓦罐中，倒入白酒，密封，置于避光干燥处。经常摇动，7日后饮用。

用法

口服。早晚各服20～30毫升。

功效应用

温补下元，暖肾壮阳，益精髓。用于肾阳衰弱引起的阳痿，宫冷不孕、小腹冷痛、腰膝酸痛等。

使用宜忌

阴虚火旺，骨蒸潮热，性欲亢盛者不宜服。

硫黄酒

——《普济方》

配方组成

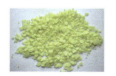
硫黄75克

花椒75克

诃子72个

白酒10升

功效应用

温肾壮阳，固气涩精。用于治疗形寒委顿不振，腰膝酸软冷痛，阳痿，滑精，精冷，白带清稀而多，以及须发早白，耳聋目暗等，并有健身延寿作用。

制法

将硫黄、花椒、诃子3味药分别用双层纱布袋包好，扎紧袋口，放进酒坛中，密封浸泡10日以上。饮用后，硫黄不换，花椒3个月换1次，诃子2个月换1次。每饮用1升酒，即兑入白酒1升，依此比例加料。

用法

每次10～20毫升，早晨和临睡前各服1次，或按需要和体质服用，不宜大量饮用。

海马酒

——《食物疗法》

配方组成

海马2只

白酒500毫升

功效应用

补肾壮阳。凡因肾精亏损、命门火衰而引起的阳痿不举、腰膝酸软等症，均可常饮。

制法

将海马浸入白酒内，封固14天后即可饮用。

用法

口服。每日临睡前饮10～20毫升。

仙茅酒

——《本草纲目》

配方组成

仙茅120克

酒500毫升

制法

将仙茅九蒸九晒后，放入干净的器皿中；倒入酒浸泡，密封；7日后开启，过滤去渣，装瓶备用。

用法

口服。每次15～20毫升，每日早、晚各1次，空腹服用。

功效应用

温肾壮阳，祛寒除湿。用于阳痿滑精，腰膝冷痛，男子精寒，女子宫冷不孕，老年遗尿，小便余沥等症。

使用宜忌

阴虚火旺者忌服。

健脾滋肾壮元酒

——《益寿方选》

配方组成

杜仲26克

车前子10克

陈皮14克

山药33克

鹿茸1对

甜酒2.5升

白酒2.5升

制法

左药置容器中，用甜酒、白酒煮约3小时时间取出，以凉水泡一夜即可取出酌饮。

用法

口服。每日早、晚各服1次，每次25～30毫升。

功效应用

补肾壮阳，益气健脾，抗老延年。用于肾阳亏虚、脾胃虚弱引起的阳痿，遗精，腰膝酸软。

蛤蚧参茸酒

——《滋补药酒精粹》

配方组成

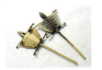 蛤蚧1对

 人参30克

 肉苁蓉30克

 巴戟天20克

 桑螵蛸20克

 鹿茸6克

 白酒2升

制法

左药置容器中，用白酒浸泡，密封，置阴凉干燥处，经常摇动，半个月后饮用。

用法

口服。早、晚空腹时各服1次，每次20～30毫升，有胃病者改在饭后服。药酒饮完后，药渣爆干研成细末，每日早晚用温开水送服6克。

功效应用

补气壮阳，益精养血，强壮腰膝。用于元气亏虚、血不养精引起的阳痿、梦遗滑精、神疲气短、腰膝冷痛，女子宫寒不孕等。

使用宜忌

阴虚火旺者忌服。不能饮酒或有其他原因不宜饮酒者，可改用汤剂治疗。

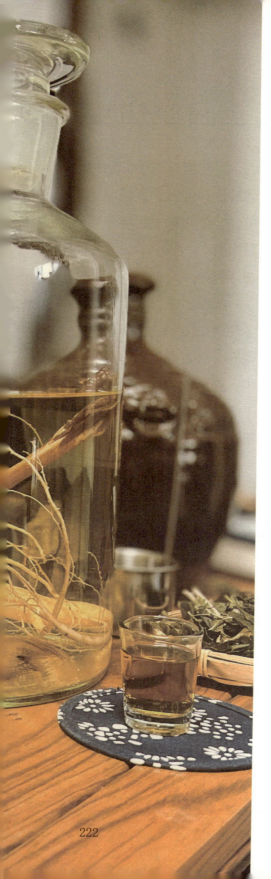

杞参麦杏酒

——《百病中医药酒疗法》

配方组成

枸杞子汁100毫升

生地黄汁100毫升

麦冬汁60毫升

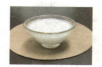
甜杏仁汁30毫升

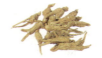
人参20克

茯苓30克

白酒1升

制法

人参、茯苓捣碎，与其余诸药混匀，置容器中，添加白酒，每日振摇1～2次，密封浸泡15日，去渣留液。

用法

口服。每日2次，每次10～15毫升。

功效应用

补肾固精，益气养阴。用于肾虚精亏，面色少华，容颜憔悴，肌肤粗糙，腰困体倦，阳痿不起，食欲不振，耳聋目昏，大便秘结。

使用宜忌

忌食萝卜、莱菔子、生葱、大蒜、藜芦等。

遗精

遗精是指以不因性生活而精液频繁遗泄为临床表现的病症。有梦而遗精者，称为梦遗；无梦而遗精，甚至清醒时精液自出者，称为滑精。本病的发病因素比较复杂，主要有房事不节，先天不足，用心过度，思欲不遂，饮食不节，湿热侵袭等。平时应注意调摄心神，排除杂念，以持心为先，同时应节制房事，戒除手淫。

第七章 男科疾病治病药酒

仙灵固精酒
——《奇方类编》

配方组成

 淫羊藿500克
 金樱子500克
 牛膝50克
 当归50克
 川芎50克
 巴戟天50克
 菟丝子100克
 小茴香50克
 补骨脂100克
 肉桂50克
 杜仲50克
 沉香25克
 酒10升

◎ 制法
用绢袋盛药，扎紧袋口，同白酒一起置入容器中，密封隔水煮3小时，然后埋入地下3日，退去火气即成。

◎ 用法
随性饮服。

使用宜忌
阴虚火旺者慎用。

◎ 功效应用
壮阳固精，健筋骨，补精髓，广嗣延年。中年以后血气不足者，宜服；并治下元痼冷，腰膝无力，阳道不举，梦泄遗精。

宜男酒

——《同寿录》

配方组成

 枸杞子60克　 杜仲60克　 核桃仁60克

 当归60克　 龙眼肉60克　 茯神60克

 川牛膝60克　 葡萄干60克　 白酒5升

制法

将上药捣成粗末，用白布袋盛之，置于净坛中，入白酒浸泡。加盖，置锅中，隔水加热，约40分钟取出，待冷后密封，埋入土中，7日后取出开启，去掉药袋，过滤装瓶备用。

用法

每日2次，每次10~20毫升，早晚空腹温服。

功效应用

补肾养肝，益精血，壮筋骨，安心神。用于腰膝酸困，心神不安，精神萎靡，筋骨不舒，失眠健忘，面色不华，男子遗精滑泄等症。

使用宜忌

饮酒期间宜忌房事或避孕。

男性不育症

中医认为，男性不育症多由肾气亏虚、气血不足、湿热侵染、气血瘀滞和痰浊阻遏所致。由于肾藏精，主生殖，因而本病的发生主要责之于肾气和精血的亏损，故治疗当以补肾填精为大法，然而临证之时又可见湿热、血瘀或痰浊等证候，所以又当辨证求因，审因论治，分别施以清热利湿、活血化瘀、祛痰化浊等法。诸证消失，继施益肾填精之大法，或可自然使孕。药酒治疗不育症效果满意，以下药酒方可选用。

第七章 男科疾病治病药酒

七宝美髯酒 ——《医方集解》

配方组成

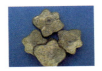
何首乌100克

茯苓50克

牛膝25克

当归25克

枸杞子20克

菟丝子20克

补骨脂15克

烧酒1.5升

制法
前7味粗碎，置容器中，添加烧酒，每日振摇1～2次，密封浸泡30日，去渣留液。

用法
口服。每日2次，每次15～20毫升。

功效应用
补益肝肾，滋阴填精。用于肝肾亏虚，须发早白、易脱，牙齿动摇，腰膝酸软，手足心热，梦遗滑精，不育症。

使用宜忌
少数人服何首乌可出现肝损害、皮肤过敏、眼部色素沉着、腹痛、泄泻等症状，若出现以上症状应立即停用。

三子酒

——《河南中医》

配方组成

菟丝子200克

枸杞子150克

女贞子150克

路路通100克

米酒2升

🅢 制法

左药加30°～50°米酒2升，置于密封的容器中浸泡50日后即可饮用。

🅢 用法

口服。每日早、中饭前服20毫升，晚上临睡前服30毫升，60日为一个疗程。

🅢 功效应用

壮补肾益精。用于男性不育。

使 用 宜 忌

第1个疗程60天内忌行房事。

固精酒

——《惠直堂经验方》

配方组成

枸杞子120克

当归60克

熟地黄180克

白酒2升

🅢 功效应用

补肾益精，滋养阴血。用于肾中阴精亏虚，腰膝酸软，以及遗精、男性不育等。

🅢 制法

将当归、熟地黄切薄片，与枸杞子共放纱布袋内，扎口，置坛中，倒入白酒，加盖，置文火上煮数百沸，取下候冷，密封容器，埋入土中，20日后取出开封，去药袋，倒入净瓶中，备用。

🅢 用法

口服。每次10～20毫升，每日2次。

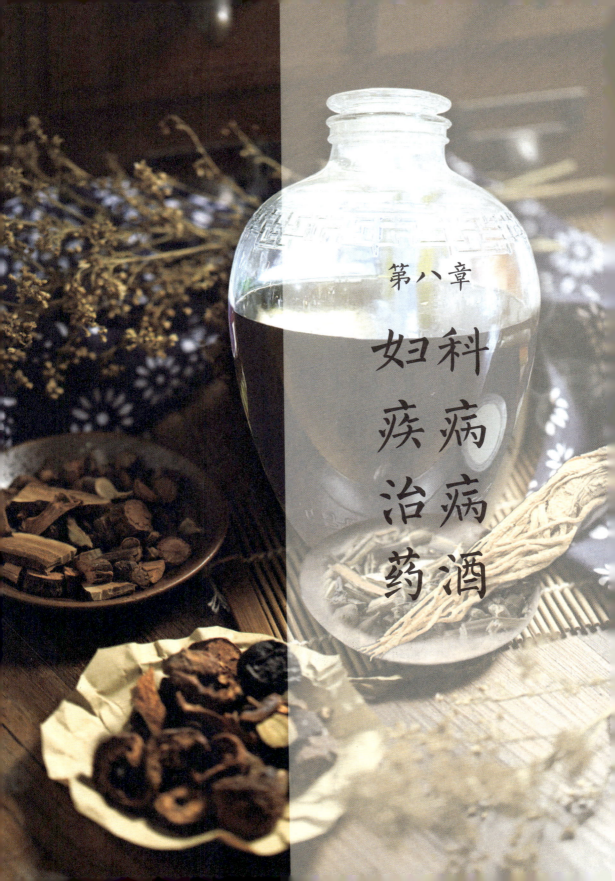

第八章 妇科疾病治病药酒

月经不调

月经不调是指月经的周期、颜色、经量、质地等发生异常的一种妇科常见疾病。临床表现为月经时间提前或延后、量或多或少、颜色或鲜红或淡红、经质或清稀或赤稠，并伴有头晕、心跳加快、心胸烦闷、容易发怒、夜晚睡眠不好、小腹胀满、腰酸腰痛、精神疲倦等症状。中医认为，月经不调是由于血热、肾气亏虚、气血虚弱等原因所致。饮服相关药酒可以调节气血、滋养肝肾，对治疗有积极的作用。

芍药黄芪酒 ——《验方新编》

配方组成

白芍100克

黄芪100克

生地黄100克

艾叶（炒）30克

黄酒2升

制法

将左药捣碎成粗末，用纱布袋盛之，置于净器中，加黄酒浸泡，封口，3日后开启，去药袋，过滤去渣即可饮用。

用法

口服。每次20～30毫升，饭前温服，每日3次。

功效应用

益气固摄，养血调经。用于妇女月经过多，赤白带下。

补血益气酒

——《经验良方》

配方组成

熟地黄50克

黄芪50克

川芎30克

白芍30克

白酒1升

🥣 制法

左药洗净，共研粗末，装入纱布袋中，扎口，入白酒内浸泡，1个月后过滤，去渣留液，装瓶备用。

🥣 用法

口服。每日2次，每次20毫升，早晚饮用。

🥣 功效应用

补气养血，调理冲任。用于气血亏损，肢软无力，面色苍白，或萎黄不华，头晕目眩，舌淡，脉细，以及月经不调，或月经过多，脐腹空痛等血虚症状。

红花山楂酒

——《百病饮食法》

配方组成

红花15克

山楂30克

白酒250毫升

🥣 功效应用

活血调经。用于经来量少，紫黑有块，小腹胀痛，血块排出后疼痛减轻。

使用宜忌

月经过多者忌用。

🥣 制法

将红花、山楂浸入酒中，密封瓶口，经常摇动，1周后可以服用。

🥣 用法

每日2次，每次15～30毫升，视酒量大小，不醉为度。

第八章 妇科疾病治病药酒

月季花酒

——《常见病验方研究参考资料》

配方组成

月季花12朵

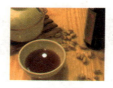
黄酒适量

制法

将月季花烘干，研细末，装瓶备用。

用法

口服。用温热黄酒调，顿服。

功效应用

活血祛瘀。用于月经量少，经来不畅，少腹痛，有紫黑血块。

使用宜忌

脾胃虚寒者慎用。

地榆酒

——《验方》

配方组成

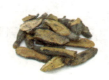
地榆60克

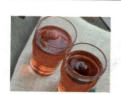
甜酒适量

制法

将地榆研细末，服用时，以甜酒适量（约50毫升）煎煮药末。

用法

口服。每日2～3次，每次6克。

功效应用

凉血止血。用于月经过多，或过期不止，经色深红或紫红，质地黏稠有块，腰腹胀痛，心烦口渴，面红唇赤等。

山楂红花酒

——《本草纲目》

配方组成

山楂100克　　　红花5克

冰糖400克　　　米酒1升

🍵 制法

将山楂、红花洗去表面灰尘,晾干水分;将山楂、红花、冰糖平铺于瓶内,再注入米酒淹过材料,加盖密封,45天后即可滤渣取汁饮用。

🍵 用法

口服。每日2次,早、晚各10毫升。

🍵 功效应用

活血通经,消肿止痛。可改善女性因血瘀引起的经血量少、经血黑紫、有血块,缓解经期胀痛等症状。

使 用 宜 忌

消化性溃疡者及孕妇忌饮。

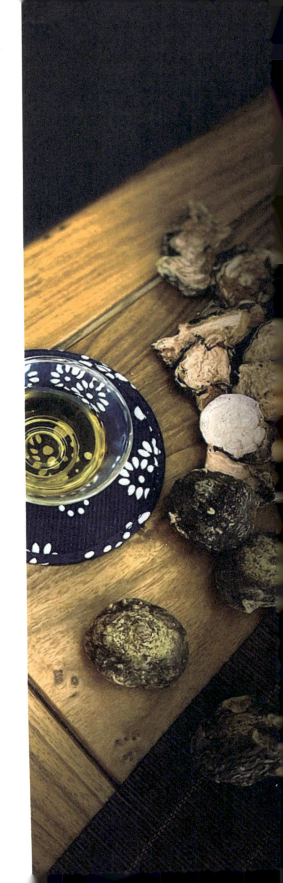

调经酒

——《药酒汇编》

配方组成

 当归24克

 吴茱萸24克

 川芎24克

 白芍（炒）18克

 茯苓18克

 陈皮18克

 延胡索18克

 牡丹皮18克

 香附36克

 熟地黄36克

 小茴香12克

 砂仁12克

 白酒1.5升

制法

将前12味捣碎，入布袋，置容器中，加入白酒密封，隔水蒸煮2小时，静置24小时后，过滤去渣，即成。

用法

口服。每次服20毫升，日服2次。

功效应用

活血调经，开郁行气。用于月经不调、腹内疼痛，或小腹内有结块，伴有胀、满、痛等症。